II

2nd edition

의료영상학실습 II

머리 / 척추 / 골반 / 흉·복부

대한의료영상기술연구회 저

청구문화사

머 리 말

2017년 일반촬영분야의 Textbook 개정판이 출간된 것은 의료영상기술분야의 표준교과서로서 뿐만 아니라 그동안 이 분야의 길고 긴 국산화 작업의 완결판이라는데 큰 의미가 있다. 본 실습서의 개정판이 나오게 된 것도 Textbook이 이룬 촬영법의 표준화 작업뿐 아니라 용어의 통일과 신용어로의 완전한 교체를 마무리 한 후이기 때문에 가능한 작업이었다.

본 실습서는 이미 4차례의 개정작업이 있었지만 그 후 해부용어를 비롯한 내재적 변화는 물론, 의료환경 특히 영상의학분야의 급속한 디지털화가 새롭고 변화된 실습서가 나올 수 있도록 부추기는 또 다른 요인으로 작용했다. 물론 국가시험에서 비중이 점차 강화되는 실기시험의 주요과목으로서의 중요성이 커지고 있는 상황에서 현실적이고 실제적인 실습이 수행될 수 있도록 교육하고 실습할 수 있는 실습서의 출간이 기대됐던 것 또한 사실이다. 이와 같은 요구를 충족하기 위해 의료영상기술연구회 모든 교수들의 적극적인 관심과 참여로 본 실습서를 집필하고 출간하게 되었다.

본 실습서는 종전의 실습서의 형식에서 벗어나 새로운 편제와 내용으로 구성하였으며 미래실습서로서의 방향 제시를 하게 됐다는 점에서 새롭다 하겠다.

본 실습서 개정판의 특징 몇 가지를 열거하면 다음과 같다.

1. 일반촬영 내용 중 routine 촬영은 빠짐없이 실습할 수 있게 하였다.
2. 응용촬영은 촬영빈도와 활용도가 높은 순서대로 비중을 두어 실습할 수 있게 하였다.
3. 실습서의 구성은 개정된 Textbook 개정판 순서대로 순서와 체제를 바꾸었다.
4. phantom으로 촬영하되 촬영과정은 임상환자를 맞이하듯이 상황대응매뉴얼을 작성한 후 실습조간 역할분담을 하게하고 모의실습을 하도록 하였다.
5. 이 단계에서 얻은 정보는 patient care에 필요한 정보로 숙지하여 임상적응력을 높일 수 있게 하였다.
6. 촬영조건표 작성에서 최근 부각되고 있는 피폭선량을 기록하게 함으로써 국제기준의 제한선량 값과 비교하게하고 환자피폭에 적극적인 관리자가 되게 하였다.
7. phantom 활용능력을 높이기위한 방안과 적극적인 보조기구 활용이 될 수 있도록 강조하였다.
8. 주요 엑스선영상 해부도의 이해를 돕기 위해 평면 해부도와는 별도로 3D 영상을 추가로 수록하였다.

이상의 내용이외에도 본 실습서를 임상실습에 활용할 수 있는 교재로서 활용할 수 있게 했으며, 국가고시 실기문제해결을 위한 다양한 실기문제들을 개발하여 제시하고 해결할 수 있게 하여 실기시험 대비를 위한 수험서로서 활용할 수 있도록 하였다.

끝으로 본 실습서가 나오기까지 실습서 개정원고를 집필하신 교수님들과 내용을 다듬고 편집해주신 의료영상기술연구회 편집위원들께 심심한 감사의 말씀을 드린다. 또한 본 실습서가 출판되기까지 원고를 다듬고 편집해주신 청구문화사의 편집팀과 늘 좋은 교재 출판에 최선의 방법으로 협력하시는 이상태 사장님께 다시 한 번 깊은 감사의 마음을 드린다.

2018년 여름

대한의료영상기술연구회 일동

서 론

제3장 머리

제4장 척추

제5장 골반 흉, 복부

서 론

1 방사선 촬영실 업무의 흐름

일반촬영실은 흉부촬영과 상·하지 및 척추촬영을 하는 곳이다. 일반촬영실은 대체로 평소 많은 환자들이 대기하고 있으며 환자와 보호자가 왕래하는 혼잡하고 시끄러운 곳이다.

일반 촬영실에서 촬영이 진행되는 과정을 요약하면 표 1과 같다.

표 1. 일반촬영실의 환자와 방사선사의 동선

순서	환자	순서	방사선사
①	촬영실 밖 대기		
		②	호명
		③	환자확인과 촬영협조 여부 파악
④	촬영 가운으로 갈아입기		
		⑤	촬영 보조 용구 준비
		⑥	촬영 진행 과정 설명
⑦	환자 위치 잡이		
		⑧	촬영 조건 설정 및 촬영
⑨	평상복으로 갈아입기		
		⑩	출구로 배웅

1) 촬영실 밖 대기

환자가 촬영순서를 기다리며 대기하는 장소는 단순히 문을 사이에 둔 촬영실 안과 밖이 아니다. 이곳은 방사선구역이지만 방사선으로부터 안전한 공간이어야 한다. 촬영실 출입문은 촬영실 안에서만 열고 닫을 수 있도록 설계되어야 한다. 대기실에는 촬영실 번호나 전문 촬영과목이 명시되어야 한다.

대기시간은 환자의 협조가 가능한 촬영인 경우에는 거의 비슷하지만 휠체어나 stretcher를 이용하는 환자와 같이 보조자의 협력을 받아 촬영해야하는 경우라면 상당히 많은 시간이 소요될 수도 있다. 이때에는 반드시 대기 중인 환자에게 촬영이 지연되는 이유에 관해 설명하고 이해와 협조를 구해야 한다.

(1) 대기 중인 환자의 심리

모든 환자들은 오래 대기하지 않고 빠르게 촬영하기를 원한다. 대기시간이 길어질수록 환자들의 마음은 초조해지게 마련이다. 환자는 대기하는 내내 촬영실에서 진행될 사항을 상상하면서 매우 궁금하게 여긴다. 물론 촬영경험이 있느냐 없느냐의 차이에 따른 반응이 다르겠지만 낯선 진료에 대한 불안이나, 평소에 갖고 있던 방사선에 대한 두려운 마음을 갖게 된다. 이때 환자가 보호자와 동행하고 있느냐, 아니면 혼자서 대기하고 있느냐에 따라 불안한 마음에 영향을 줄 수 있다.

(2) 대기실의 변화

대기실은 방사선촬영을 기다려야하는 곳이므로 불안한 환자의 마음을 안정시켜 줄 수 있는 공간이 되어야 한다. 환자와 보호자가 편안히 앉을 수 있는 의자가 충분히 준비되어 있어야 하고 병원이나 질병에 관계된 홍보책자는 물론, 쉽게 읽을 수 있는 잡지 류가 비치되어있으면 좋을 것이다. TV는 대기자의 시선을 끌 수 있는 좋은 매체이기는 하나 방영내용에 신경을 써야 한다. 현재 촬영실에서 진행되고 있는 소화관 투시조영촬영이나 혈관조영촬영을 방영하면 매우 흥미로워 한다. 또한 환자의 숙지사항을 panel로 제작해 걸어두거나 유인물로 준비해 놓으면 시선을 끄는데 매우 효과적이다. 조용하고 편안한 음악이 흐르도록 하는 것은 필수이며, 대기실에 꽃이나 화분을 적당히 배치해 놓고 조명과 벽지의 색상을 따뜻하고 편안한 것으로 설치한다.

대기실은 안내실로부터 찾아가야 하는 첫 번째 환자의 이동로이므로 안내실로부터 촬영대기실까지의 환자동선의 흐름에 무리가 없도록 설계되어 있어야 한다.

2) 이름 부르기

촬영을 마친 환자가 출입구로 나갈 수 있도록 방사선사는 문을 열어 잡으면서 환자를 정중히 배웅한 후, 대기 중인 다음 환자들을 향해 이름을 부른다. 이때 방사선사는 대기자들을 둘러보면서 「김철수님!」 또는 「내과에서 오신 김철수님!」이라고 호출하여야 한다. 보통은 이름을 부른 후 바로 대답하지만 대답 대신에 행동으로 호출에 반응하는 환자가 있기 때문이다.

경우에 따라서는 휠체어에 앉아 왔다거나 목발을 짚고 왔다거나 또는 stretcher에 누워온 환자가 있을 수 있다. 이와 같이 자기 혼자 움직이기 힘들거나 불편한 환자일 경우에는 방사선사의 단순 보조로 가능한지, 환자보호자에게 부축을 요청할 것인지 또는 병원 내의 환자 이송요원의 협조 하에 이동시킬 것인지를 판단해야 한다. 이름 부르기를 했을 때 환자의 대답이 없을 경우에는 몇 차례 더 불러 확인해야 하며 때로는 자리를 비우고 대기실에 없는 경우에도 가능한 한 환자의 소재파악을 한 후에 다음 번호의 환자를 촬영해야 할지를 판단해야한다.

많은 경우 보호자는 환자와 함께 촬영실 안까지 따라 들어오려고 한다. 이때 방사선사는 보호자에게 정중한 태도로 「촬영실 내에는 보호자 분께서 따라 들어오실 수가 없습니다. 대기실에서 기다려 주십시오.」라는 말로 통제하여야 한다. 환자가 환자복을 혼자 갈아입기 불편한 경우에는 특별히 탈의실까지 보호자를 대동시킬 수 있지만 임무가 끝난 후 보호자는 신속히 나가도록 해야 한다.

환자가 촬영실 내로 들어오기 전 소지하고 있는 소지품을 보호자가 챙기게 하면 좋다. 두꺼운 외투, 모자, 지팡이, 핸드백 및 장신구들이 그것이다.

3) 환자 확인 및 관찰

이름 부르기를 통해 확인된 환자라 할지라도, 컴퓨터 모니터상에 뜬 이름과 촬영부위를 다시 확인한다. 환자가 흉부촬영인 경우를 예를 들면,

「김철수 님 이시죠?」
「네!」
「가슴이 아프시군요.」
「네, 한 달 전 걸린 감기가 좀체 낫지를 않네요! 가래도 끓고 기침도 심하고…, 기침할 때마다 가슴이 터지는 것 같아요.」

이 대화 내용을 통해 방사선사는 환자의 흉부 촬영목적을 알 수 있다. 흉부촬영의 경우 예상되는 환자의 질병에 따라 촬영 중 호흡이 매우 중요하므로 어떤 호흡방식을 선택할 것인가에 관해 결정할 수 있기 때문이다.

촬영전의 이름과 아픈 부위를 묻는 것은 환자를 확인하는 것 이외에도 환자에게 적용할 care의 수준을 결정할 수 있다.

환자의 정보를 얻기 위해서는 환자 관찰이 필요하다. 이것은 모든 것에 앞서 해야 하는 care의 기본이기 때문이다. 묻고, 관찰하는 과정을 통해 환자의 상태와 변화를 포착할 수 있으며, 듣기, 보기와 말하기를 통해 보다 많은 정보를 얻을 수 있다.

(1) 환자 관찰 point

환자를 확인하고 관찰하고자 할 때에는 먼저 병리, 생리학적 지식을 충분히 가지고 있어야 하며 어린이나 노인환자 또는 육안으로 질병상태가 심한 환자일 경우 더욱 신중을 기해야 한다.

대화와 관찰을 통해 다음의 정보를 얻을 수 있다.

① 어떻게 아프신가요? (증상)
② 어디가 아프시죠? (부위)
③ 얼마나 아프신가요? (정도)
④ 일어서실 수 있으세요? (협조)

위에서 열거한 바와 같은 언어 관찰을 통한 정보만으로도 대체적인 환자의 현재 질환의 정도를 파악할 수 있다.

(2) 환자를 관찰할 때 방사선사가 유의해야 할 사항

① 독단이나 편견 없이 객관성이 있어야 한다.

관찰과정에서 방사선사는 자신의 감정이나 주관을 개입시켜서는 안 된다. 때로는 팀의료의 구성원과 관찰내용에 관해 의견을 교환하고 결론을 내려야 할 때도 있다. 예를 들어 교통사고로 입원한 환자의 머리 촬영이라고 했을 때 확인과정에서 새로운 손상부위를 추가로 발견할 경우에는 해당 진료부서나 의료진에게 즉시 통보해야 한다.

② 작은 것이라도 지나치지 않는다.

환자의 말투나 행동 하나도 빠짐없이 관찰하는 훈련이 필요하다.
방사선사의 조그만 부주의로 인해 응급상황이 발생된 많은 사례들이 있다.
다음의 사례에서 환자 관찰이 얼마나 중요한지를 알 수 있다.

「A 환자가 가슴을 촬영하기위해 왔다. 통상적인 방법으로 촬영하는 중에 환자가 쓰러지는 돌발사고가 발생했다. 환자가 쓰러지면서 촬영테이블 모서리에 머리를 부딪치고 말았다. 손 쓸 사이도 없어 뇌진탕으로 숨을 거두었다.」

이것은 분명한 의료사고이다. 환자의 걸음걸이가 어떠했는지와 병력과 증세를 check하지 못한 부주의가 원인일 것이다. 이 환자가 평소에 빈혈이 심했다는 사실을 사전에 알고 있었다면 이 같은 사고를 예견하고 대처했을 것이다.

③ 공감을 주는 자세가 필요하다.

환자 care 차원이 아닌 목적으로 환자를 바라본다면 불쾌감을 줄 수도 있다. 의심하는 모습으로 바라본다든지 집요한 질문으로 부담을 갖게 하는 것도 환자의 불쾌감을 높이게 한다.

환자를 관찰할 때에는 냉정해야 하지만, 온화하고 부드러운 말씨와 행동을 취해야 한다. 입으로는 "만나서 반갑습니다." 라고 했으면 목소리도 부드럽고 미소를 띠어야 하는데, 입으로는 "만나서 반갑습니다." 라고 하면서도 목소리는 차갑고 얼굴표정이 굳어 있다면 이것은 좋은 대화법이라고 할 수 없다.

이와 같은 언어와 비언어적 메시지가 불일치할 경우 환자는 좌절, 분노, 혼란에 빠질 수 있기 때문이다.

④ 대화의 융통성

대화가 너무 엄격하거나 지나치게 허용해서는 안 된다. 너무 말을 통제하거나 많은 말을 하도록 허용하는 것보다는 대화의 수준이나 내용을 방사선사가 잘 이끌어가야 한다. 혼자서 충분히 걸어 들어 올 수 있는 환자를 달려가 손을 잡고 촬영실까지 대동하는 등 과도한 친절은 필요 없겠지만 최소한 목발을 짚었다거나 발을 절룩이는 환자나 휠체어, 이송용 침대(stretcher) 등 불편한 신체 조건으로 촬영실에 들어오게 되는 경우는 손과 어깨를 잡아 부축하여 환자를 이끌어야 한다.

(3) 촬영실의 정리 정돈

촬영경험이 전혀 없는 환자인 경우 촬영실이라는 낯선 공간에 대한 두려움을 가질 수 있다. 촬영장치가 시야를 압도하고 촬영실 벽과 주변에 촬영 소도구들이 어지럽게 흩어져 있다면 환자는 당연히 마음이 불안해 진다.

촬영실의 물리적 환경도 매우 중요하다. 촬영실이 너무 덥다거나 습기가 차있다든지 벽의 색깔이 정서적이지 못하다면 이 또한 환자의 심리를 불안하게 할 수 있다.

먼저 촬영하고 나간 환자의 분비물이 치워져 있지 않았을 경우에도 불쾌감이 있을 수 있다.

촬영실은 다음 환자를 맞이할 때마다 정돈되고 청결한 상태로 준비되어 있어야 한다. 환자를 맞을 준비가 안 된 상태에서 이루어지는 환자와의 대화는 일방적이 되고 환자의 마음을 닫게 하고 편안하게 할 수 없다.

(4) 관심 기울이기와 신뢰성

환자에게 가장 필요한 것은 방사선사에 대한 신뢰성이다. 내 질병을 진단하기 위한 방사선촬영을 하는데 이 방사선사에게 맡겼을 때 최고의 기술이 적용되어 최상의 질병정보를 제공받을 수 있겠다는 믿음을 주어야 한다. 이와 같은 신뢰성은 말과 행동 그리고 방사선사의 태도 등 여러 복합요소가 작용한다.

① 관심 기울이기의 기본

관심 기울이기의 기본은 방사선촬영을 하기위해 온 환자를 하나의 존엄성을 가진 인격체로 대하는 것이다. 환자가 지금 처한 질병과 상황에 깊은 관심을 갖고 있다는 사실을 보여주어야 한다. 바람직한 관심 기울이기의 기본적인 행동은 다음과 같다.

a. 좋은 자세

좋은 자세란 신체적으로 이완되고 편안하고 자연스러운 자세를 취하는 것을 말한다. 경직되어 있다거나 사무적이면 자세도 딱딱하게 된다. 촬영실에 들어온 환자에게 의자에 앉은 상태로 지시하듯 요구한다면 이것은 가장 나쁜 태도이다. 절도가 있으면서도 부드러워야 하지 과도한 몸짓을 한다면 오히려 환자로 하여금 혼란을 초래할 수 있다.

b. 시선의 집중

환자와의 만남에서 부드러운 시선은 관심기울이기 행동의 중요한 부분이다. 상대방에게 지나친 시선 집중은 오히려 환자를 불안하게 할 수 있다.

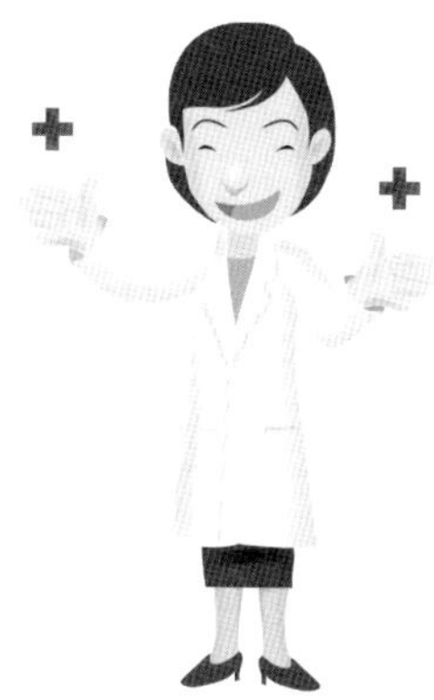

c. 즉각적인 반응

대화에 있어서 상대방의 말을 경청하면서 말이 끝난 직후 "아! 그랬어요?", "아, 그랬군요." 하거나 고개를 끄덕이는 것은 상대방의 의사를 충분히 이해하고 전달받았다는 사실을 알려주는 행동으로 신뢰성의 중요한 요소이다.

4) 촬영 진행에 관한 소개

촬영실에 들어온 환자에게 가장 궁금한 것은 어떠한 방식과 과정으로 촬영이 진행될 것인가 하는 궁금증일 것이다. 이와 같은 궁금증이 해소되지 않았을 때 환자는 매우 불안해 한다.

그렇기 때문에 방사선사는 먼저 촬영실에 들어온 환자에게 촬영 전반에 관한 진행과정을 설명해 주어야 한다.

① 어느 부위를 촬영할 것인지
② 몇 번을 촬영할 것인지
③ 촬영을 위해 탈의를 할 것인지, 또한 탈의의 정도는 어디까지 할 것 인지
④ 촬영에 소요되는 시간은 얼마인지

⑤ 가임여성이라면 임신여부를 확인해야 하는 이유가 무엇인지
⑥ 서거나 눕거나 엎드리는 등의 자세를 취할 수 있는지의 여부도 환자를 통하여 확인하고 환자가 협조해야 할 사항이 무엇인지 설명해 주어야 한다.

5) 탈의

방사선촬영의 경우 대부분 촬영부위를 노출시켜야 한다. 팔과 다리 촬영인 경우 피부가 노출된 채 카세트나 테이블에 접촉하며 촬영하는 경우가 많다. 가슴, 배 또는 척추 등과 같은 부위는 영상에 영향을 미치지 않은 촬영용 가운으로 갈아입은 후 촬영해야 한다.

(1) 가운준비

종합병원은 대부분 환자마다 새 가운으로 갈아입을 수 있도록 충분한 양을 준비하고 있지만 드물게는 전혀 가운이 준비 안 된 채로 촬영하는 병원도 있고, 한 벌로 여러 회 촬영시에 사용하는 병원도 있는 것이 현실이다. 환자마다 갈아입을 수 있는 가운을 충분히 준비하는 것이 상식이 되어야 한다.

(2) 탈의실의 안전

탈의실은 옷을 자유롭게 갈아입을 수 있는 충분한 공간이 확보되어 있어야한다. 옷걸이나 바구니 뿐 아니라 장신구를 담아 둘 수 있는 그릇도 준비되어 있어야하고, 거울도 부착되어 있어야 한다. 방사선사는 환자에게 탈의실을 가리키며 탈의의 수준을 명확히 전달하여야 한다. 가슴촬영의 경우라면 상의를 모두 벗은 후 촬영용 가운으로 갈아입게 해야 한다. 장신구나 귀중품인 경우 도난의 우려도 있으므로 탈의실로 가기 전에 확인시켜야 한다.

"목걸이, 시계. 머리핀이나 귀걸이를 빼고 촬영해야 합니다." 라는 말을 해야 하며 현재 부착하고 있는 장신구를 방사선사는 눈으로 하나하나 짚어 가면서 확인시켜야 한다. 촬영이 끝난 직후나 촬영이 끝난 한참 후에 목걸이가 없어졌다거나 귀걸이가 없어졌다고 호소하는 경우를 많이 경험하기 때문이다. 급히 서둘러 옷을 갈아입다 보면 실제로 장신구를 놓고 나가는 경우가 있다.

(3) 탈의와 소요시간

신속한 촬영 진행에 가장 걸림돌이 되는 것 중에 하나는 환자가운을 갈아입고 벗는데 소요되는 시간일 것이다. 몸 거동이 불편한 환자인 경우는 상대적으로 시간이 많이 걸릴 수 있다. 어떤 경우는 환자 스스로 갈아입지 못해 보호자 또는 간호사와 함께 갈아입기를 도와주어야 하는 경우도 있다.

6) 촬영준비

환자가 탈의실에서 가운으로 갈아입는 동안, 방사선사는 환자촬영을 위해 촬영에 필요한 기구나 보조기구 등을 준비한다. 두께 측정을 위한 caliper나 고정band 및 wedge를 잘 활용할 수 있도록 하며 여과필터나 격자도 준비되어야 한다. 성공적인 촬영의 요건 중 하나는 촬영보조기구를 필요한 곳에 적절히 활용하는데 있으므로 되도록 도구를 활용할 수 있는 습관을 갖는 것이 중요하다.

촬영테이블은 환자가 촬영 중 위치해야 하는 곳이므로 시트나, 대형 타월을 깔아 놓은 채 사용하는 것이 좋다. 이렇게 함으로써 금속 또는 플라스틱과의 불쾌한 신체접촉을 피할 수 있으며 노출된 피부를 보호할 수 있고 경우에 따라서는 몸을 가릴 수도 있다. 촬영부위나 환자의 협조여부에 따라 추가된 보조용구 등이 동원 될 수 있다.

7) 촬영에 대한 설명

촬영가운으로 갈아입은 환자가 탈의실을 나오면 바로 촬영을 진행할 수 있다. 하지만 다시 한 번 촬영 진행에 관한 구체적 단계와 협조사항을 말해주어야 한다. 촬영 진행 중에 필요한 환자의 협조사항이 무엇인가를 분명히 말해줌으로써 효율적인 촬영이 되게 할 수 있다.

예를 들어 환자가 단순흉부촬영일 경우에는 촬영 중 호흡이 중요하므로 몇 차례에 걸쳐 호흡연습을 하게 한다. "숨을 깊게 들어 마시고 숨 참으세요!, 네 되었습니다. 다시 한 번 연습하겠습니다. 숨을 깊게 들어 마시고 숨 참으세요! 네 되었습니다. 잠시 후 촬영할 때도 지금같이 해주시면 됩니다. 자 그러면 촬영을 시작하실까요?" 이와 같은 사전연습은 환자가 촬영에 얼마만큼 협조가 가능한지에 대한 판단을 가능하게 하고 환자의 협조정도에 따라 다른 보조기구의 사용여부를 결정할 수 있다.

촬영에 대한 설명 시간은 의외로 짧을 수도 있고, 경우에 따라서는 설명없이 환자자세를 취하면서 설명할 수도 있지만 사전에 충분한 설명이 이루어져야 촬영진행에 관해 이해와 협조가 가능하다는 것이다.

이외에도 촬영과정에서 환자로부터 질문을 받았을 경우 답변에 대한 사전준비도 필요하다.

① 방사선촬영을 하면 해롭다는데 얼마만큼 해로운가요?
② 임신하고 촬영하면 기형아를 출생한다던데 사실인가요?
③ 방사선촬영을 하는 중에 아픈가요?
④ 촬영시간이 얼마나 걸립니까?
⑤ 방사선촬영으로 모든 병을 찾아낼 수 있을까요?
⑥ 방사선촬영을 하면 수명이 짧아진다는데 사실인가요?

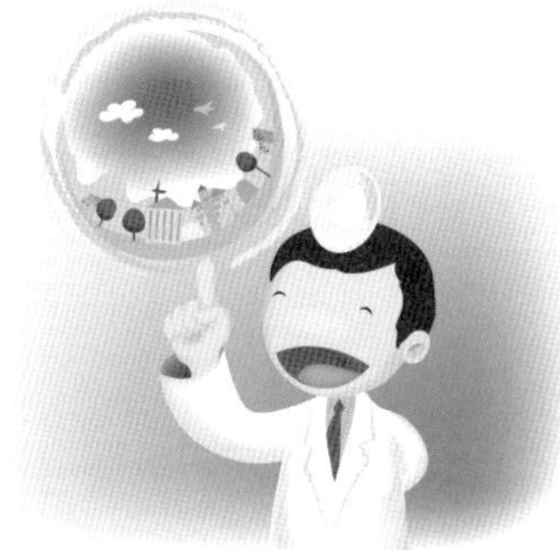

위에 열거한 내용 이외에도 방사선촬영과 관련한 환자의 질문은 다양하고 많다. 이와 같은 환자의 질문에 대한 답변은 되도록 간결한 문장으로 해야 하며 전문용어를 사용하거나 장황해서도 안된다. 일부 병원에서는 환자의 이해를 돕기 위한 내용을 만화책으로 만들어 제공하고 있기도 하다. 질문·답변 내용을 대기실이나 촬영실 벽에 panel로 작성하여 게시하는 것도 좋은 방법이다. Panel의 내용은 흔히 질문하는 내용의 빈도를 기준으로 구성하는 것이 좋다.

8) 환자 위치잡이

(1) 환자 위치잡이의 원칙

엑스선 촬영법은 모든 경우 부위별로 routine촬영과 응용촬영으로 나뉜다. routine촬영이란 기본적으로 촬영해야 하는 촬영이므로 특별한 경우가 아니면 촬영해야 한다. 응용촬영은 필요에 따라 선별적으로 촬영하고 있다. 응용촬영은 또한 routine촬영을 할 수 없는 경우 보조적으로 취할 수 있는 촬영이다.

촬영법에 따라 환자 위치잡이를 해야 하며, 이때에 방사선사는 환자의 자세를 취하면서 말로 설명하고 손을 보조하여 환자자세가 취해지도록 한다. 예를 들어 "먼저 테이블에 누우십시오." 하고 말로 환자가 취할 자세를 요구하면 환자는 그 지시에 따라 몸을 움직여 자세를 취하려 할 때 방사선사는 손으로 환자를 부축해 눕기를 보조해 준다는 말이다.

이렇게 한 자세 한 자세를

① 방사선사가 먼저 환자가 취할 자세를 말하고
② 환자가 자세를 취할 때 보조해 주는 동작을 반복하는 것이다.

만일 환자가 취할 자세를 방사선사가 말로만하고 환자가 알아서 자세를 취하도록 내버려 둔다거나 그와 반대로 환자가 취할 자세를 정확하게 안내하지 않고 자세를 취하게 한다면 이것은 매우 잘못된 행동이다.

(2) 위치잡이를 돕는 보조자의 역할

환자자세를 취할 때 충분히 위치잡이 협조가 가능한 환자라면 특별히 문제될 것이 없다. 그러나 협조가 가능한 환자보다는 협조가 제한적이거나 협조가 전혀 안 되는 환자가 있을 수 있으며, 이 때에는 보조자의 협조를 구해야 한다. 보조자는 또 다른 방사선사나 간호사 일수도 있지만 보통의 경우 환자의 보호자가 돕도록 요청한다.

방사선 촬영실에는 환자 이외에는 아무도 출입시켜서는 안되지만 부득이하게 촬영협조가 필요한 경우에는 보호자를 출입시킬 수 있다. 이때 보호자에게는 엑스선 장치에 대한 방사선 방어상의 특수성에 대하여 설명해 주어야 한다. 보호자의 협조부탁에 앞서 다음의 사항을 지키게 한다.

① 조사받는 환자로부터 될 수 있는 한 거리를 두도록 한다.
② 방어물 뒤에 서거나 그렇지 못할 경우에는 0.5 mm 이상의 납 앞치마를 착용시키며, 방어용 납 장갑을 착용하게 한다.
③ 조사 중에는 환자의 몸을 지지하거나 카세트에 손을 대지 못하게 한다.
④ 환자가 어린이이거나 중환자일 때 어쩔 수 없이 보조할 때라도 보호자가 직접 보조하는 것보다 침대나 베개를 활용하거나 고정기구를 준비하여 활용하는 것이 바람직하다.
⑤ 임산부 및 18세 미만인 자에게는 이러한 보조를 시켜서는 안 된다.
⑥ 보조하는 사람은 몸을 촬영조사야 밖에 있게 해야 한다.

9) 환자의 피폭선량을 줄이기 위한 대책

방사선사는 환자 촬영에 앞서 피폭선량을 줄이기 위하여 구체적이고 확실한 대책을 세워야 한다. 환자가 받는 방사선량을 줄이는 것은 환자 개인에 대해서만이 아니고 국민 전체의 방사선 피폭을 감소시키는 차원에서도 중요하다. 방사선 피폭선량은 방사선사의 관심과 노력에 의해 얼마든지 감소시킬 수 있다. 이것은 방사선사의 선택사항이 아니라 의무이며, 양심인 것이다.

(1) 진단장치 측 개량에 의한 피폭량 저감 대책

표 2. 엑스선 진단 장치의 피폭선량감소 인자

순서	진단장치 측 인자	감소요인
	엑스선관 차폐	초점에서 1m 위치에서 누설선량은 1mGy/m이하로 한다. 〈차폐안전성 실험은 6개월에 1회 측정한다.〉
	선추제한장치의 설치	필히 사용할 것
	이용선추 내의 여과	총 여과 2.5mmAl당량 이상일 것. 그 중 1.5mmAl을 항상 설치할 것
	timer 설치 (투시)	1회 투시가 10분을 넘지 못하게 하는 차단기능
	촬영거리 (초점피부간 최소거리)	투시일 때 30cm 이하는 안 된다 - 치과촬영 : 60kV 이상일 때는 20cm 이상일 것 - 치과촬영 : 60kV 이하일 때는 10cm 이상일 것
	표시	관전압·관전류·조사시간이 표시되는 장치일 것
	선속조절기	촬영범위를 넘지 말 것

위의 표 2에서 진단장치 측 인자는 피폭선량에 절대적으로 영향을 미칠 수 있는 것들이다. 환자의 피폭선량은 선질(전압, 여과), 선추의 방향, 초점피부간거리(FSD), 조사야의 크기, 기록계(IR)의 감도 및 조사시간 등에 의해 영향을 받는다. 환자피폭선량의 감소는 엑스선장치 및 필름 등의 기록계의 개량 등에 따른 장치면에서의 노력에 의해서 이루어질 수 있다.

(2) 기술력을 높여 피폭량을 줄이는 방법

- 선속조절기를 잘 활용하여 조사야를 최소한으로 줄인다.
- 촬영 필름매수를 될 수 있는 한 최소화한다.
- 투시시간을 제한시간 안에 마칠 수 있도록 한다.
- 현재 재촬영률인 3 ~ 12%를 더 줄일 수 있도록 한다.

10) 촬영후의 조치

방사선 촬영을 모두 마친 후 방사선사는 촬영을 위해 환자가 취한 위치잡이를 풀도록 말한다.

"모든 촬영이 끝났습니다. 촬영에 협조해 주셔서 감사합니다. 이제 가운을 갈아입고 가셔도 됩니다!"

환자가 가운을 갈아입기 위해 탈의실로 향하고 있는 사이에 방사선사는 촬영 중 사용된 모든 기구를 정리하여 제 위치에 놓도록 한다. 환자가 옷을 갈아입은 후 탈의실을 나온 후에는, "반지나 목걸이를 잘 챙기셨나요?" 하며 탈의실을 둘러본다. 이 과정은 혹시 있을 수 있는 장신구 분실사고를 사전에 예방할 수 있는 절차이다.

촬영 후에 모든 환자는 다음 행동을 매우 궁금히 여긴다.

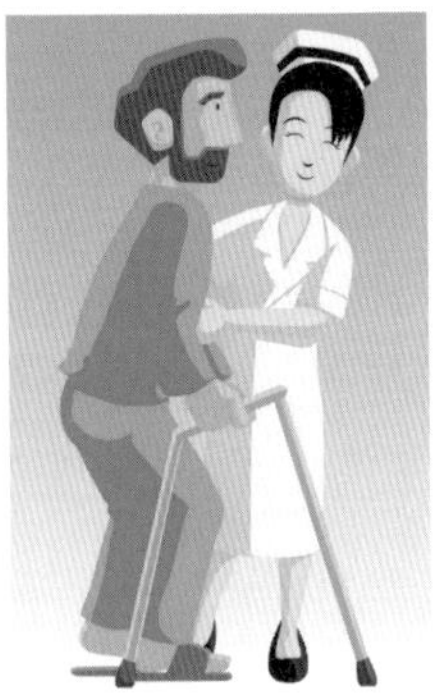

환자 : 이제 어디로 가야 하나요?
방사선사 : 의사선생님이 가슴만 촬영하고 오라고 하셨나요?
환자 : 네.
방사선사 : 그러면 진료중인 내과 접수실로 가십시오.

이 때 방사선사는 밖에 대기 중인 환자 보호자를 불러 환자와 동행하도록 한다.

방사선사는 문 밖까지 정중히 배웅하여야 한다.

2 환자 위치잡이 성공에 필요한 도구

정확하고 진단가치 있는 영상을 얻도록 촬영한다는 것은 방사선사의 임무이자 촬영의 목표이기도 하다.

일반 진료부서는 물론 영상의학과는 진단의 최일선 부서이기 때문에 영상의학과에서 제공되는 신속, 정확한 영상정보는 초기 환자 질병진단에 매우 중요하기 때문이다.

신속, 정확한 촬영을 위해서는 몇 가지 요소가 충족되어야 한다. 먼저 환자가 촬영에 협조적이어야 한다. 촬영을 위해 촬영 테이블에 오르고, 촬영을 위한 위치 잡이를 할 때 환자의 협력이 있어야 하기 때문이다. 그러나 대부분의 환자들은 본인의 의지와는 상관없이 협력할 수 없는 상태가 대부분이다. 특히 응급실이나 병실에서의 촬영은 물론 어린환자 촬영인 경우가 그러하다. 이 같은 경우에 동료 방사선사나 또는 보호자의 협력을 구할 때가 있다.

또 다른 요소는 다양한 도구를 이용하는 것이다. 비협조적인 환자의 위치 잡이에서 도구는 매우 유용하기 때문이다. 촬영에 사용되는 도구는 매우 다양하게 개발되어 있다. 고정하고, 받치고, 고이는 모든 것들이 촬영에 적용할 수 있는 도구들이다.

1) 촬영성공의 첫 번째 도구

① 수성 pen

수성 pen은 환자 촬영중심을 표시하는 도구이다. 환자촬영이 많은 경우 신체 외부 포인트보다 내부기관이나 장기를 촬영할 때 눈대중만으로 가늠하여 이정도면 될거라고 가정하고 중심설정을 해서는 안 된다. 내부기관이나 촬영하고자하는 장기 중심이 신체 외부 어디와 일치하는지를 파악하고 표시하는 것은 정확한 촬영의 첫 단계이다.

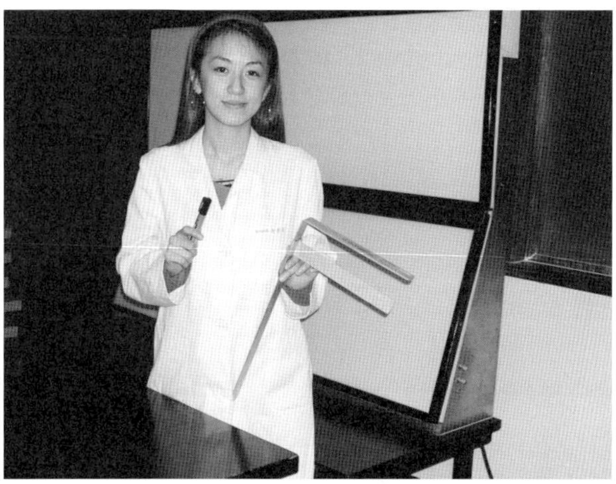

그림 1. 촬영성공의 첫 번째 도구인 수성 pen과 caliper

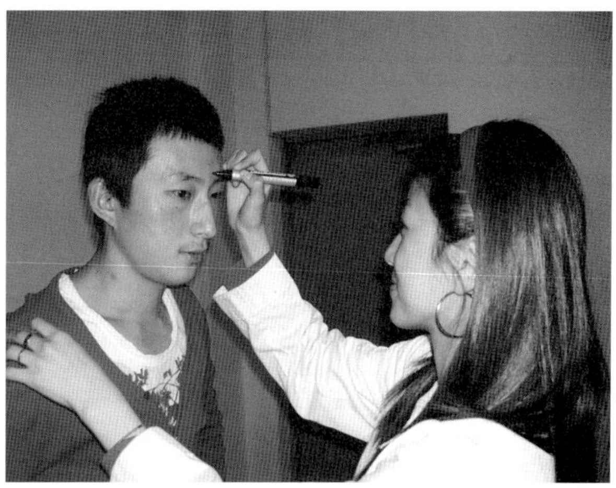

그림 2. 방사선사가 촬영에 앞서 촬영 중심을 수성 pen으로 표시하고 있다.

② Caliper

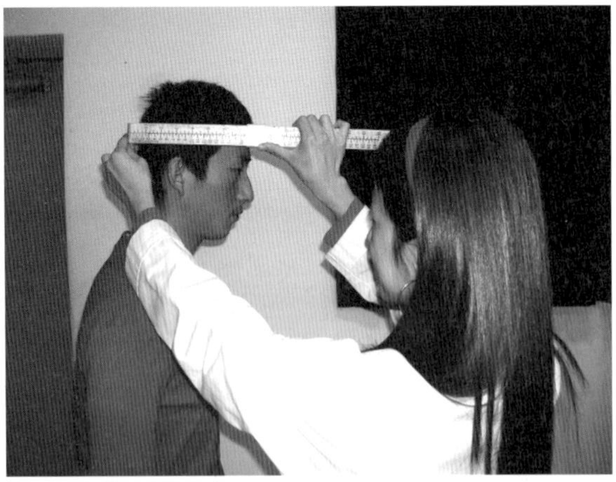

그림 3. 머리 촬영에 앞서 환자의 머리 전후두께를 측정하고 있다.

Caliper는 환자 촬영부위 측정용 자이다. 촬영에 앞서 caliper로 촬영부위 두께를 측정하는 행위는 촬영조건 설정의 기본이다. 촬영조건에서 투과두께는 관전압 변화의 중요요인이기 때문이다. 환자의 촬영부위 두께를 측정한 후 측정치를 별도로 기록하고 관리하는 것은 조건 설정의 중요한 자료로 활용할 수 있다.

③ Angular

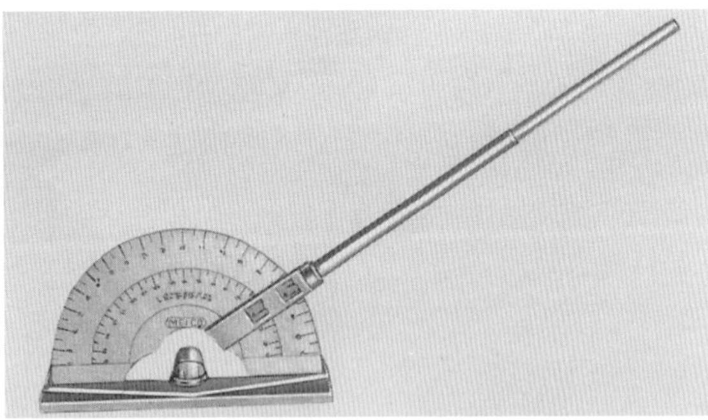

그림 4. 머리촬영에 많이 이용하는 angular scale

엑스선은 수직, 수평 및 사방향으로 기울여 입사시킨다. 환자는 바로눕거나, 엎드리는 이외에 들거나 낮추거나 회전하는 등 경사지게 자세를 취하게 된다. 이 때 환자의 자세나 기울인 각을 알아보기 위한 도구로 angular를 사용한다.

2) 촬영 성공의 두 번째 도구

(1) 환자고정 도구

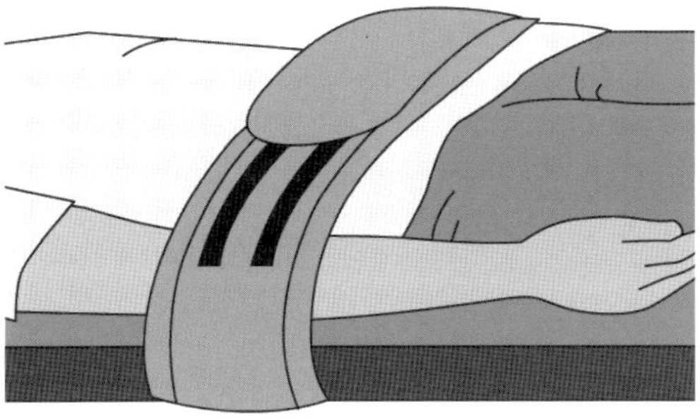

그림 5. Band를 적용한 고정 사례

① Band

촬영 중 환자고정을 위해 사용되는 끈 형태의 고정기이다. 다리나 몸통에 적용할 수 있고, 그 이외에 필요한 여러 신체부위에 적용할 수 있다. 특히 어린아이인 경우 신체 일부만 고정해서는 효과가 없기 때문에 전신을 고정할 수 있도록 고안된 band나 고정용 틀이 있다.

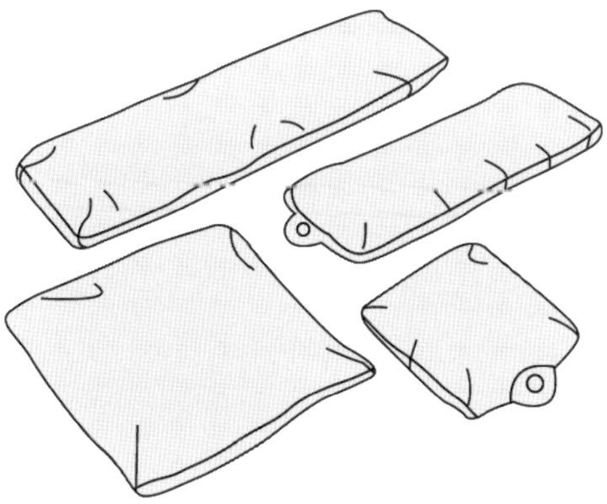

② Sand bag

Sand bag도 촬영실의 대표적인 고정 도구이다. sand bag의 적용은 주로 팔이나 다리를 촬영할 때이다. sand bag은 고정하는 도구로써 뿐 아니라 받치거나 고이는 용도로도 많이 사용한다. 길이나 넓이 등이 다양하므로 촬영실에 충분히 준비되어 있어야 한다.

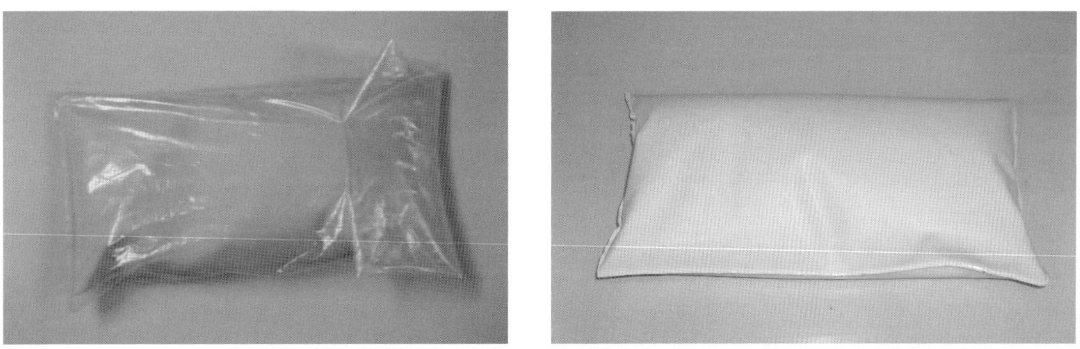

그림 6. 다양한 sand bag의 종류

③ 그 외의 고정용구들

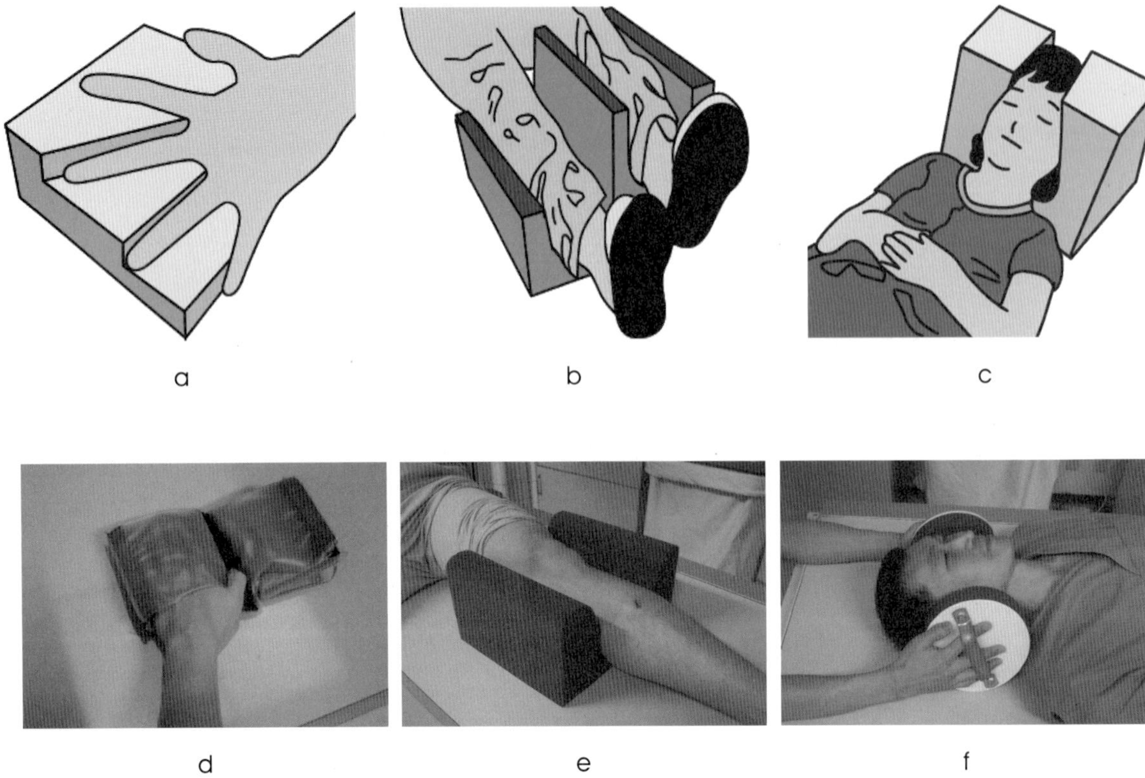

그림 7. 다양한 고정용구들

a. 손가락 측방향 촬영용 계단식 고정기
b. 다리 고정용 틀
c. 머리 고정기
d. 손 압박 고정용 비닐 팩
e. 무릎 고정기
f. 머리 고정용 기기

(2) IR(cassette) 고정 도구

IR은 대부분 수평으로 위치시켜 촬영하고 있다. 촬영부위에 따라 경사지게 기울여 촬영하는 경우도 있다. 기울여 촬영할 때는 다양한 각도로 제작된 wedge를 사용하면 좋다. Wedge를 사용하지 않고 sand bag이나 타월을 말아 적당히 고여 놓으면 각도 유지도 되지 않을 뿐 아니라 촬영 목적도 이룰 수 없다.

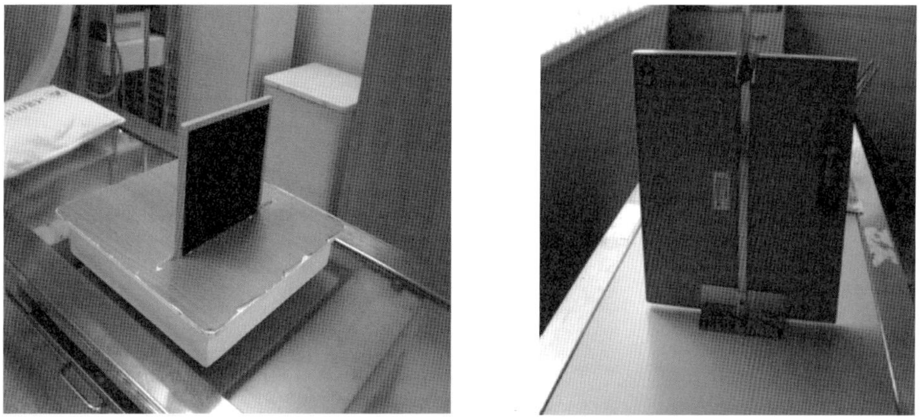

a b

그림 8. (a,b) IR(cassette) 고정기

IR을 때로는 수직으로 세워 촬영할 때가 있는데, 대표적인 사례는 가슴촬영 시 chest cassette stand에 cassette를 세워 장착하는 경우이다. 병실환자나 응급환자를 촬영할 때 주로 IR을 세워 촬영하게 되는데 이때 IR을 세워 고정할 수 있는 도구가 필요하다(그림 8(a, b)). 이 도구에는 고정틀 이외에도 vacuum cup 고정기가 있다.

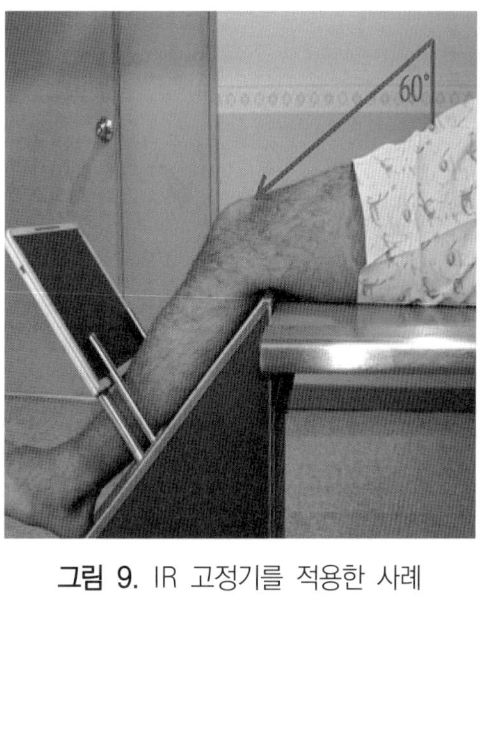

그림 9. IR 고정기를 적용한 사례

3) 촬영부위 별로 대표적인 도구 적용사례

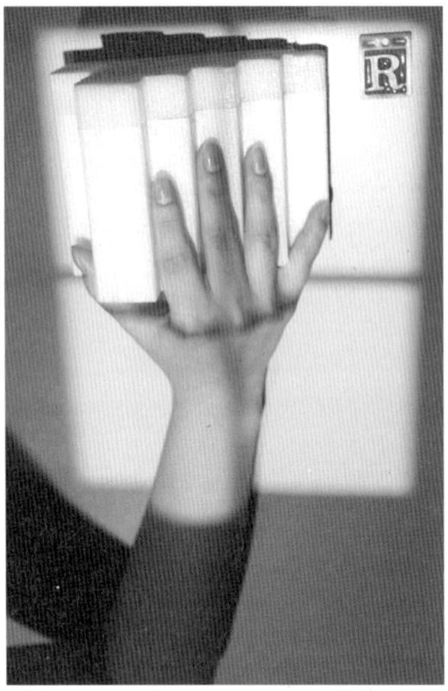

a

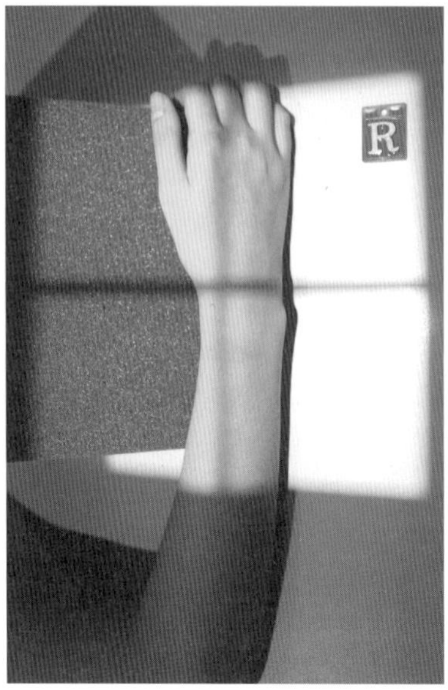

b

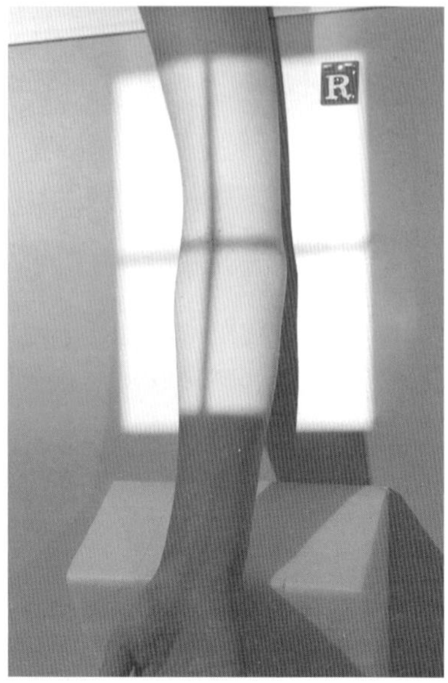

c

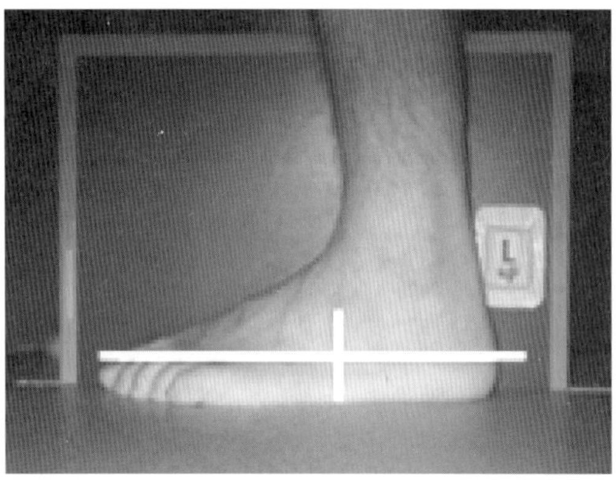

d

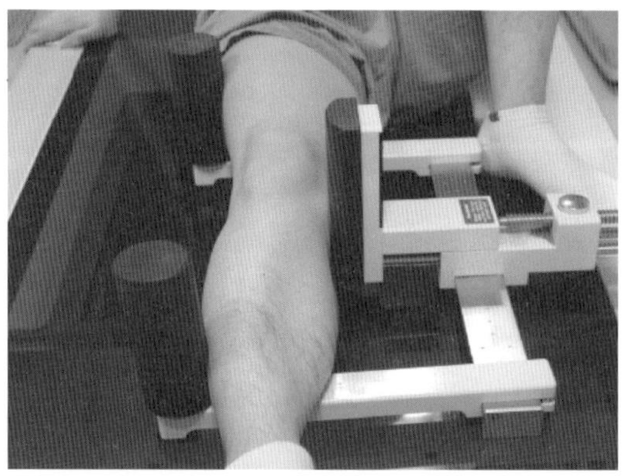

e

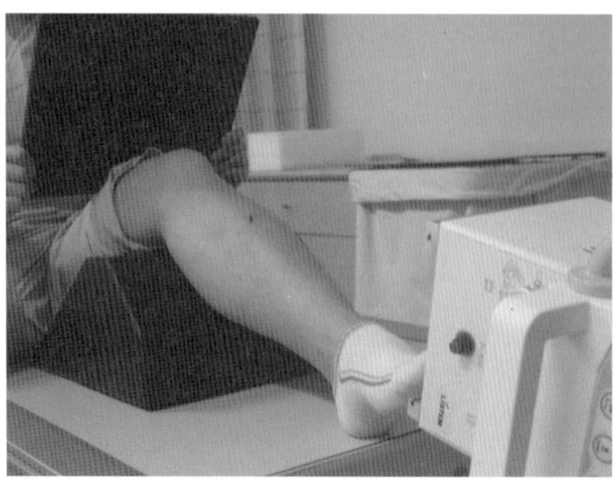

f

3 실습서 활용방법

1) 실습서의 구성

본 실습서는 방사선사면허를 취득하고자 하는 방사선과 재학생들을 대상으로 상·하지, 머리, 가슴 및 척추 등을 엑스선으로 촬영하고 평가할 수 있도록 구성하였으며 상·하 두 권으로 편집하였다.

본 실습서의 내용은 촬영학 이론서에 있는 내용을 근간으로 하였으나 실제로 임상에서 활용되지 않거나 촬영빈도가 낮은 촬영은 배제하고 routine촬영과 촬영빈도가 높은 응용촬영 등의 촬영법을 중심으로 실습하도록 구성하였다.

2) 학교 실습에서의 phantom의 활용

재학 중 학생들의 촬영학 관련과목은 이론강의, 학교실습 및 병원실습으로 크게 나뉜다. 재학 중 촬영학 실습이 충분히 학습될 수 있도록 하기 위해 각 학교마다 많은 관심과 노력을 기울이고 있다. 그러나 학교 실습은 환자를 대상으로 직접 촬영할 수 없기 때문에 phantom으로 촬영하고 있다.

Phantom은 일반적으로 전신용과 부위별로 구입하게 된다. Phantom의 선택 기준에 있어 무엇보다 중요한 것은 촬영 적용이 용이해야하며, phantom의 내부골격 구성이 단단하고 치밀해야 한다. 관절들을 움직일 수 있는 phantom이 많지 않으므로 구부리거나 기울이는 등의 자세유지에 제한을 받게 된다.

본 실습서에서도 이 같은 제한사항을 고려하여 phantom으로 자세 취하기가 불가능한 경우 부득이하게 실습 내용에서 배제하였다.

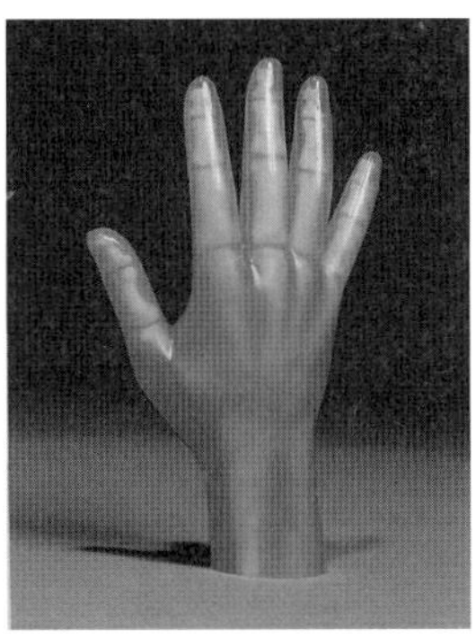
Hand phantom

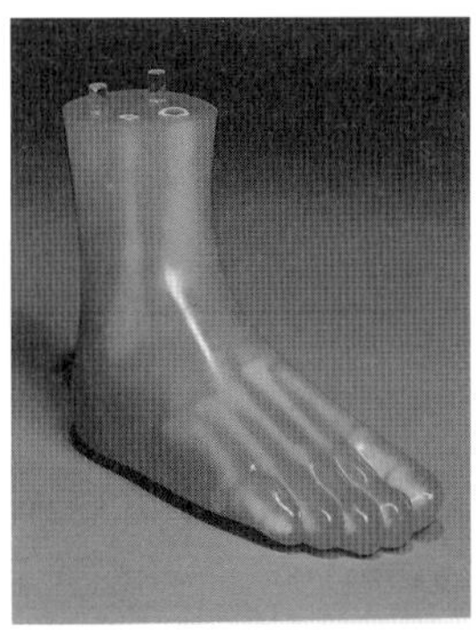
Foot phantom

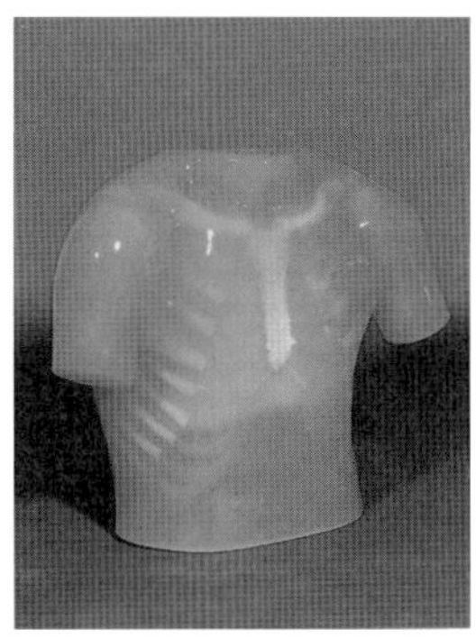
Thorax phantom

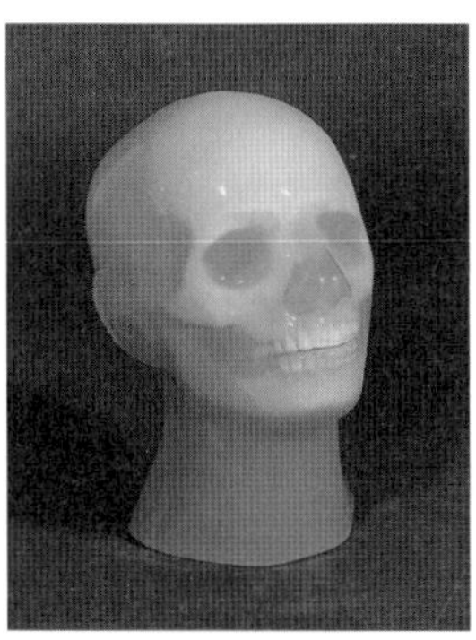
Skull phantom

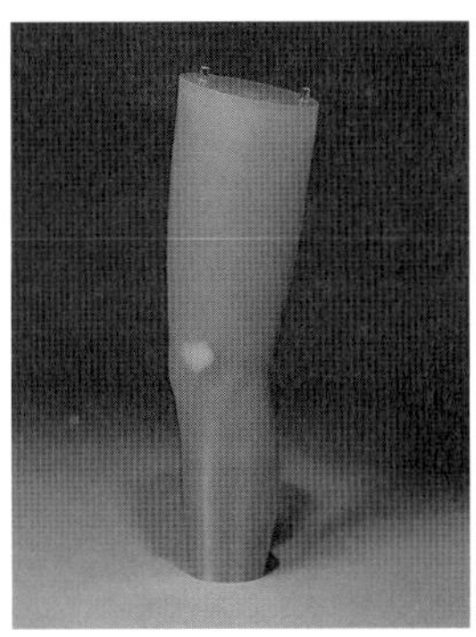
Knee phantom

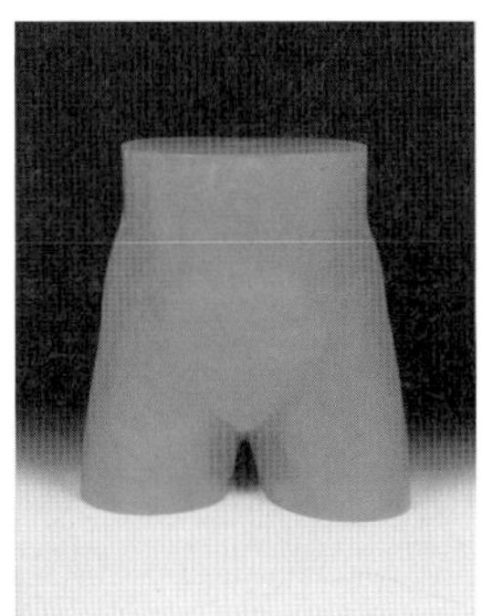
Lower torso phantom

그림 10. 각종 phantom

3) 학교실습의 효과적 진행을 위한 제안

(1) 학교 실습이 phantom 촬영으로 진행되다 보니, 실제 촬영과정과 많은 차이가 있다.

환자촬영에서의 순서인 대기 → 이름 부르기 → 환자 확인 및 관찰 → 촬영 가운으로 갈아입기 → 환자 위치 잡이 등의 모든 과정이 생략된 채 phantom으로 자세 취하기와 촬영조건 설정 후 촬영만 하는 단순실습으로 끝나기가 쉽다.

이 같은 실습에서 우려되는 것은 촬영실습이 단순히 촬영자세를 취하고 촬영조건 설정만으로 되는 것처럼 인식될 수 있다는 것이다. 실제 임상에서 환자와 만나 이루어지는 환자 맞이하기와 환자관찰과 대화 등 patient care적 요소는 매우 중요하다.

(2) Phantom 촬영 실습을 보완하기 위한 촬영 대응 매뉴얼 작성 훈련

Phantom 실습으로 부족한 내용을 보완하기 위해 해당 실습내용을 상황대응 매뉴얼로 작성하고 상황적응 모의실습을 병행하면 실습효과를 높일 수 있다.

흉부 상황대응 매뉴얼 작성법 및 상황적용 모의실습

촬영에 협조가 가능한 환자

실습일	반	학번	실습조	성명	지도교수

① 실습목적

흉부질환 환자를 가정하여 상황을 설정한 후 매뉴얼을 작성하고 상황적응을 위한 모의실습을 한다. 매뉴얼 작성항목에는 환자 호명하기, 부축하기, 위치잡이에 대한 설명 및 협조 등 방사선사와 흉부 촬영환자와의 communication의 효율적인 방안 등에 관한 내용을 실습을 통해 익히며 졸업 후 임상적응력을 높이고자 하는데 있다.

② 환자정보

- 성명 : 명은주(36세), 여성
- 표준체형
- 오랜 감기로 현재까지 기침을 하고 있다.
- 걷는 것이 자유롭고 촬영에 협조가 가능한 환자이다.
- 내과 진료 중이며 흉부 단순촬영(chest PA)이 의뢰되었다.

③ 준비물

- 환자용 가운
- 두께 측정용 자(caliper)
- IR
- 엑스선 발생장치
- 흉부 촬영용 카세트 지지대
- 납 앞치마(apron)
- Side mark
- 촬영 테이블

④ 방사선사 정보

- 방사선사 : 김순범
- 근무부서 ; 흉부전용 촬영실
- 촬영경력 : 5년

⑤ 상황설정 시나리오

- 방금 정기검진 환자의 흉부촬영이 끝나고 촬영실을 나갔다.
- 컴퓨터 모니터 대기자 명단에 흉부 단순촬영환자 '명은주'를 확인하였다.
- 촬영 대기실문을 열고 '명은주'를 호명한다.

방사선사 : 명은주님! 들어오십시오.

명 은 주 : 네.

(환자와 함께 남편인듯한 보호자가 동행하고 있었다. 환자가 호명되어 촬영실 문을 들어서려 할 때 같이 따라 들어올 듯 주춤거린다.)

방사선사 : 보호자께서는 촬영하는 동안 밖에서 기다려 주십시오!

(환자가 촬영실에 들어올 때 문 여닫이를 잡고 도와준다.)

명 은 주 : (환자는 겉옷과 소지품을 보호자에게 맡기고 들어선다.)

방사선사 : 어서오십시오! 명은주님 이시죠?

(촬영자를 재차 호명하며 확인한다.)

명 은 주 : 네.

방사선사 : 진료카드를 주시겠습니까?

명 은 주 : 네. (환자는 들고 온 진료카드를 내민다.)

방사선사 : (카드를 받은 방사선사는)

잠시 기다리십시오.

(컴퓨터 모니터로 가서 진료카드를 스캔하고 카드번호와 환자이름 촬영이름 내용 등 환자정보를 확인한다.)

방사선사 : 가슴을 촬영하러 오셨군요.

(진료카드를 건네주면서 환자를 살펴본다.)

명 은 주 : 네. 감기에 걸려 기침이 심했어요. 기운도 없고 먹지도 못하고 있어요.

방사선사 : 그러시군요. 다른 곳은 아프지 않으신가요?

명 은 주 : 네 기침만 심해요.

방사선사 : 혹시 지금 아기를 임신하고 계신가요?

명 은 주 : 아니요. 오래전에 단산을 했거든요.

(가임여성의 임신여부의 확인은 매우 중요하다.)

방사선사 : 자. 그러면 이제 가슴을 촬영하겠습니다. 먼저 탈의실에서 입고 계신 상의를 모두 벗으시고 촬영용 가운으로 갈아입으십시오.

(손으로 탈의실을 가리킨다.)

방사선사 : **머리핀이나 목걸이 귀걸이는 모두 빼셔야 합니다. 주머니나 탈의실 보관상자에 잘 넣어 두셔야 합니다.**

(이때 방사선사는 환자의 몸을 살펴 제거하지 않은 장신구 등이 있는지 확인한다.)

명 은 주 : 네.

(환자는 탈의실 쪽으로 가고 있다. 그 동안 방사선사는 흉부촬영 전용 카세트 고정기에 IR을 장착한다. 촬영에 필요한 caliper, side marker 등을 준비한다.

명 은 주 : (촬영가운으로 갈아입은 환자가 탈의실 문밖에 서있다.)

방사선사 : (방사선사는 caliper를 들고 환자에게 다가가서 촬영가운으로 갈아입은 환자를 살핀다.)

브레지어도 벗으셨나요?

명 은 주 : 네.

방사선사 : **먼저 가슴두께를 재겠습니다. 그냥 서 계십시오.**

(방사선사는 capliper로 환자의 전후 가슴두께를 측정한다.)

방사신사 : **지, 되었습니다. 이쪽으로 오십시오.**

(환자를 흉부전용 카세트 지지대 쪽으로 안내한다.)

방사선사 : **자, 이제부터 가슴을 촬영하겠습니다.**

촬영하기 전 한번 숨쉬기 연습을 하겠습니다.

(방사선사는 호흡을 들이키면서)

이렇게 숨을 들여 마셔보세요!

명 은 주 : (환자는 방사선사 지시대로 숨을 크게 들여 마신다.)

방사선사 : **네 되었습니다. 다시 내쉬고요.**

이렇게 들여 마시고, 내쉬세요.

(숨을 들여 마시고 내쉬는 연습을 하면서 환자의 호흡상태를 확인한다.)

방사선사 : **네 되었습니다. 촬영하실 때 지금과 같이 하시면 됩니다.**

(방사선사는 환자를 촬영대 가까이 손짓으로 안내하며)

방사선사 : **이쪽으로 오시겠습니까?**

(환자가 촬영대 가까이 선다. 가슴 쪽을 카세트면에 위치시킨 후 높이를 조절한다. 흉부전용 촬영실이므로 나머지 촬영기구는 촬영상태에 맞게 위치해 있다.)

방사선사 : **이렇게 가슴을 가까이 대시고, 팔을 구부려 허리에 놓으시고, 턱은 드실까요?**

(방사선사는 환자의 등 뒤, 어깨, 팔, 손을 잡아 촬영자세를 취하게 한다. 위치 잡이를 하면서 일일이 취해야 할 자세를 말해준나. 생식샘 차폐용 가림판을 환자 엉덩이 부분에 밀착시킨다.)

방사선사 : 자, 되었습니다. 잠시 그대로 계십시오!

(자세를 취하게 한 후 방사선사는 신속하게 중심 엑스선의 입사점을 확인하고 control box로 온다. 이미 체크된 체형, 환자 두께 등을 참고하여 관전압, 관전류를 조절한다. 이 과정에 소요되는 시간을 최대한 짧게 한다. 모든 준비가 끝난 후)

방사선사 : (control box에서 납유리를 통해 환자상태를 점검하고 이상이 없을 때 촬영을 한다.)

네 되었습니다. 움직이지 마시고, 숨을 깊게 들어 마시고, 숨 쉬지 마세요! 숨 참으세요!

(촬영)

방사선사 : 네 촬영이 끝났습니다. 숨 쉬세요!

명 은 주 : (환자는 촬영대에서 떨어져 다음 지시를 기다린다.)

방사선사 : 수고 하셨습니다.

환자 옷을 갈아입으시고요, 소지품을 잘 챙기십시오.

(환자가 탈의실로 들어가 있는 동안 촬영에 사용된 기구 등을 정리한다.)

명 은 주 : (옷을 갈아입은 환자가 방사선사 앞으로 다가온다.)

나가면 되나요?

방사선사 : 네. 내과 접수실로 가십시오. 그곳에서 접수안내원이 안내해 드릴겁니다.

명 은 주 : 감사합니다. 수고하십시오!

방사선사 : 네. 안녕히 가십시오!

(방사선사는 환자가 출입문으로 나갈 수 있도록 여닫이문을 잡고 보조해 준다.)

(3) 모의 실습 운영

모의실습은 실습을 대기하는 학생들이 먼저 시나리오를 작성하도록 과제를 주고, 시나리오가 완성되면 조원간 역할분담을 시켜 반복연습을 하게 한다. 교수는 시나리오 내용 교정과 진행평가를 지도한다.

상황대응 매뉴얼을 작성해 실습학생들로 하여금 모의실습을 하게한 후 실제 촬영을 phantom으로 하되, phantom촬영으로 획득되는 영상이 제한적이므로 실습지도 교수는 해당주 실습관련 임상촬영 영상을 사전에 많이 확보한다. 지도교수는 표준 영상과 잘못된 영상을 제시해 학생들로 하여금 영상을 비교평가하는 능력을 기르게 한다. 이 때 본인이 촬영한 phantom영상과도 상호 비교하여 실제영상과 phantom영상의 차이점을 체크하도록 한다.

4 실습서 작성 요령

실습서 작성은 실습을 수행하는 과정의 모든 내용이 빠짐없이 기록되어야 하며, textbook과 관련서적, 지도 교수의 지도내용 및 결과 사실이 성실히 기록되어 있어야 하고 이 내용은 실습점수 평가의 기준이 된다.

1. 촬영목적(purpose)

촬영목적의 빈칸을 채워 쓰도록 하였다.

촬영목적은 해당부위 질환유형과 병리 이해에 도움을 줄 수 있다. 촬영목적에 관련한 임상증례는 textbook 본문내용에 포함시켜 기술되어 있으며 참고하면 된다. 본 실습서에서는 해부학적 구조와 병리학적 요소를 나누어 기술하도록 하였다.

2. 영상해부도(anatomical structure)

영상해부도는 촬영영상을 옮겨 그린 모식도에 선을 그어 명칭을 쓰도록 하였다.

영상해부 명칭은 textbook을 참고하여 작성할 수 있다.

영상명칭 작성은 영상이해의 첫 번째 단계이므로 암기가 필수적이다.

3. 촬영방법(method)

1) 영상크기

영상크기는 조사야 범위와 일치시킨다. 필름의 크기는 14인치×17인치, 14인치×14인치, 7인치×17인치, 11인치×14인치, 10인치×12인치 및 8인치×10인치 등이 있으며, 특수한 경우 curved cassette가 있다.

2) 촬영방법

촬영방법은 환자 위치 잡이를 말하며 몸 전체를 움직여 취하는 자세를 먼저 기록하고 부위별로 움직여 취하는 자세를 순차적으로 서술한다.

3) 중심선

중심선은 촬영 입사각도를 말하며, 입사방법에는 수직과 수평 또는 사방향 입사가 있다. 촬영목적과 보고자하는 부위에 따라 같은 촬영법 중에도 다른 각도가 존재하므로 정확한 중심선의 방향과 각도를 알고 기입해야한다.

4) 촬영 point

촬영 point는 촬영과 관련하여 촬영 위치 잡이의 이유를 설명하고 촬영 시 보완해야할 사항과 추가내용이 기록된다. 응용촬영과 질병 진단의 point와 관련된 내용이 기록되어야 한다.

5) 조별 시나리오 작성

피사체, 장비, 기구, 촬영조건, 촬영자의 실수 등을 예견하여 교과서와 다른 촬영시나리오를 작성하여 촬영하여서 시나리오 이미지와 정상이미지를 비교하여 결론을 도출시킨다.

4. Phantom을 이용한 촬영실습

1) 영상크기

실습에 사용된 영상의 크기를 기록한다. 예를 들면 8inch * 10inch(lengthwise), 10inch * 12inch(crosswise) 등으로 기록한다.

2) 촬영 방법

Phantom을 사용하는 촬영실습은 임상에서 인체를 대상으로 하는 촬영과 많은 차이점이 있어 균형을 잡는 등의 행위와 사람이 아니어서 소통의 어색함 등이 있을 수 있다. Phantom을 인체와 비교하면서 실습과정을 순서대로 기록 한다

3) 중심선

엑스선 튜브의 focus와 피사체의 중앙 그리고 필림(IR)의 중앙이 일직선상에 놓여져야 한다. 피사체의 중앙은 phantom의 안쪽에 위치함으로 입사점에 유의하여야 한다.

4) 촬영 point

촬영실습을 시행하면서 조원들이 공통적인 중요하다고 의견이 모아진 내용을 기록한다. (특정한 해부학적 구조, 입사각, 입사점, 자세 등)

5) 촬영조건

Phantom을 이용한 촬영에서는 인체와 유사한 촬영조건을 갖지만 약간의 차이가 있다는 점도 유의해야한다. 촬영학실습은 임상에서 수행하는 업무와 달라서 반듯이 좋은 이미지를 구현할 필요는 없으며 얻어진 영상에 따라 평가를 통하여 원인을 분석하는 것이 필요하다. 따라서 촬영조건은 임의로 설정하되 3회정도 촬영하여 분석 및 평가하도록 하여 촬영조건 및 촬영조건에 따른 특성을 기록한다.

5. 항목별 영상 평가(image check of evaluation items)

영상평가 방법의 원칙은 textbook에 있는 내용으로 연습하고, 실습영상 평가(self-test)는 실습으로 얻어진 영상을 monitor(film)영상으로 평가하면서 표에 제시된 항목별로 체크하여 종합점수를 내어 40점 이상이면 성취수준 만족으로 한다.

6. 시나리오 영상의 평가

교재를 참고로 한 정확한 촬영법 외에 영상의 긍정적인 변화를 기대하고 tube angle, patient position, SID, OID, 촬영조건 등의 변화를 주어 촬영한 시나리오 영상과 일반영상의 차이점을 비교하여 기록한다.

7. 환자유형에 따른 방사선사의 대응 (교수가 상황별 주제를 제시)

환자의 유형은 촬영목적에 제시된 어떤 질병진단을 목적으로 촬영하는 환자인지가 파악되어야하고 촬영에 협조적인 환자인지 촬영에 비협조적인 환자인지를 구분해야 한다.

촬영에 비협조적인 경우 부축의 필요성이 있는지도 파악되어야 하며 휠체어나 stretcher car로 이동하는 환자인지도 확인 되어야 한다. 다양한 주제별 반복학습을 통하여 임상적응력을 높일 수 있을 것으로 기대한다.

흉부촬영 환자의 유형을 표 3에 정리하였다.

표 3. 방사선 흉부촬영 환자 상황의 유형

• 촬영에 협조가 가능한 흉부촬영 환자	• 촬영에 협조가 안 되는 흉부촬영 환자
• 병실입원 중인 흉부촬영 환자	• 소아 흉부촬영 환자
• 노인 흉부촬영 환자	• 외국인 흉부촬영 환자
• 각종 병리, 질환별 흉부촬영 환자	

다음은 흉부촬영 환자를 예로 들어 유형별로 분류하였다.

① 촬영에 협조가 가능한 흉부촬영 환자

이 환자는 거동이 자유로우며 호흡이나 위치잡이에 전혀 지장이 없는 경우이다. 혼자 걷기도 하고 모든 촬영과정을 잘 따라주며 촬영에 적극적인 협조가 가능하다.

이 경우는 정기 신체검사를 위한 집단검진이나 직접단순촬영 대상자들의 경우이며 촬영에 특별한 문제가 없는 경우이다.

② 촬영에 협조가 안 되는 흉부촬영 환자

이 경우는 주로 교통사고 환자들이며 거동을 할 수 없거나 혼수상태인 환자의 경우이다. 촬영에 협조가 안 되는 경우도 환자의 상태에 따라

a. 몇 가지 보조기구를 활용해 촬영이 가능한 환자

b. 보조자의 부축을 받아 촬영이 가능한 환자

c. 협조가 전혀 되지 않는 환자 등의 유형으로 나눌 수 있다.

a. 몇 가지 보조기구를 활용해 촬영이 가능한 경우란 신체의 일부 기능이 떨어짐으로 인해 그 부위를 보완해서 촬영을 유도하는 경우이다. 상체는 움직일 수 있으나 하체를 쓰지 못할 때 휠체어를 활용해 촬영하거나 의자에 앉아 촬영할 수 있게 하며 손의 고정과 견인장치를 이용해 촬영을 유도할 수 있다.

b. 보조자의 부축을 받아 촬영이 가능한 환자의 경우라면 촬영자세를 취할 때 제 3자, 즉 환자의 보호자나 방사선사의 보조적인 협조가 있어야 자세를 취할 수 있는 환자인 경우이다. 양 옆에서 팔을 잡아주어 상체를 세우거나 몸 전체를 일으켜 세우거나 앉히는 경우이다.

c. 촬영에 전혀 협조가 되지 않는 환자의 경우란 응급환자나, 혼수상태의 환자이거나, 많은 생명 유지 장치를 부착한 상태의 환자의 경우이다. 이 경우는 일반촬영과는 다른 응용자세의 적극적 활용과 적용이 필요한 경우이다.

③ 병실입원 중인 흉부촬영 환자

병실입원 환자 중에는 거동이 가능하여 촬영실까지 걸어오거나 stretcher로 운반하여 촬영하는 경우도 있지만 대부분의 환자는 전혀 움직일 수 없으므로 엑스선 발생장치를 가지고 병실까지 직접 방문하여 병실에서 촬영하는 경우이다.

이 경우 촬영환경은 매우 열악하고 다른 입원환자와 함께 있는 특수성 때문에 일반촬영실과는 전혀 다른 촬영기준과 원칙이 적용되어야 한다.

④ 소아 흉부촬영 환자

소아환자는 나이와 성장정도에 따라 촬영협조의 정도에 있어서 서로 다른 많은 차이를 보인다. 소아환자는 대체적으로 촬영에 협조가 되지 않으며 엑스선검사를 성공시킬 확률이 매우 낮다. 병원을 찾는 대부분의 소아환자는 방사선 촬영실을 오기 이전부터 불안한 심리상태에 있으며 병원은 무서움과 아픔을 주는 곳이란 관념을 가지고 있고, 더구나 과거불안의 경험은 더욱 소아환자로 하여금 공포감을 갖게 한다.

이와 같은 이유로 소아환자의 정서를 안정시키기 위해 촬영실 환경에 대한 배려가 우선해야 한다. 아이의 시각을 즐겁게 하기 위해 아이들이 좋아하는 동물사진, 인형, 모형이나 풍선으로 장식하거나 청각을 즐겁게 해주기 위해 동요, 유행가를 들려주는 배려가 있어야 한다. 완구류를 손에 들려줌으로 마음을 가라앉히고 촬영에 협조하는 분위기를 유도할 수 있다.

소아환자의 효과적인 대응은 역시 아이의 눈높이를 맞추는 것이다. 물론 어린아이라 해서 어린아이의 말투를 흉내 내어 대화를 유도하는 것은 좋지 않다고 본다. 가운은 어린이들로 하여금 부정적인 인식이 강하므로 착용하지 않도록 하며, 웃는 얼굴과 진심으로 사랑하는 마음으로 대할 때에만 아이들의 마음을 움직일 수 있다. 소아촬영에는 특별히 고안된 고정 틀과, 위치잡이를 위한 지지기구를 활용하면 효과적이다.

⑤ 노인 흉부 촬영환자

노령인구의 증가에 따라 노인성 질환도 증가하므로 노인만을 위한 촬영 기술의 적용과 기반이 필요하다. 노인성 질환환자들은 청각과 시각의 쇠퇴에 따른 장해와 몸을 자유롭게 움직이지 못한다는 특징이 있으므로 이 경우 방사선사는 노인환자와 의사소통(communication)에 원활을 기해야하며 정중한 태도와 안정된 행동과 명쾌한 언어 및 서두르지 않는 자세가 필요하다.

특별히 골관절계의 질환을 촬영할 때에는 무리한 힘을 가하거나 표준촬영(routine projection)을 적용하기 보다는 노인 분들에게 부담이 되지 않는 응용촬영자세를 적용하는 것이 필요하다. 특히 노인환자에서는 등뼈의 척주뒤굽음(후만곡증, kyphosis)을 볼 수 있고 가슴우리의 모양도 전후직경이 증가하는 특성이 있음에 유의해야 한다.

종종 폐기종 환자에게서 과투과성폐(hyperlucent lung)로 보이거나 가로막이 아래로 쳐져서 낮게 보이기도 하지만 허파꽈리 파괴가 동반된 실제 폐기종은 아니다. 상부 가슴세로칸을 넓게 보이고 대동맥궁이 약간 튀어나와 보이는데 노년기에 들면서 대동맥 같은 큰 혈관이 약간 넓어지고 구불구불 해지기 때문이다.

심장음영을 폐문 근처의 소위 심장허리(cardiac waist)부분이 좁아져 심장이 장화모양을 보인다. 특히 거동이 불편한 노인에게는 종종 전후방향촬영만 해야 할 경우가 있고 들숨(inspiration) 부족으로 허파의 바닥이 잘 보이지 않아 폐렴을 의심할 경우도 있다.

⑥ 외국인 흉부 촬영 환자

국내에도 상당수의 외국인들이 거주하고 있다. 이들 외국인들은 국적이 다양할 지라도 공용어인 영어를 구사할 줄 알며 거의 의사소통이 가능하다.

병원진료를 목적으로 병원을 찾아온 외국인인 경우 특히 방사선 촬영실에서 외국인 환자를 맞이 할 때 기본적인 영어 대화법을 평소에 익혀둠으로써 효과적인 대응이 가능할 수 있을 것이다.

외국인의 경우 체격이나 또는 patient care적인 측면에서 동양인과는 다른 조건과 방법이 적용되어야 하므로 평소에 외국인 환자를 위해 적용할 수 있는 항목을 만들어 준비해 두는 것이 필요하다.

8. 결론(conclusion)

결론에는 먼저 영상평가 방법으로 평가된 내용을 요약하여 기록하며 촬영목적에 부합된 실습이었는지의 여부, 촬영과정에서의 어려움과 문제점 등 모든 내용이 기록 되어야 한다. 실습내용의 잘못이 있을 경우 그 개선책이 제안되어야 한다.

[실습서 기록 예시]

47. 두개골 후전방향 촬영(skull PA projection)

1. 촬영목적(purpose)

외상에 의한 머리뼈의 골절과 머리덮개뼈(두개관 calvaria)의 전벽과 측벽, 볏돌기(계관 crista galli), 관자우묵(측두와 temporal fossae), 이마굴(전두동 frontal sinus), 앞벌집굴(전사골동 ethmoid sinus)을 관찰하기 위함이다.

- **anatomical shown** : cranial bone and suture, facial bone, calvaria, crista galli, temporal fossae, frontal sinus, ethmoid sinus, orbital rim, etc.

- **lesion(diagnosis)** : 골절(fracture), 골변형(bone transformation), 변위(displacement), 인대손상, 염증 등의 병변 유무를 관찰.

2. 영상해부도(anatomical structure)

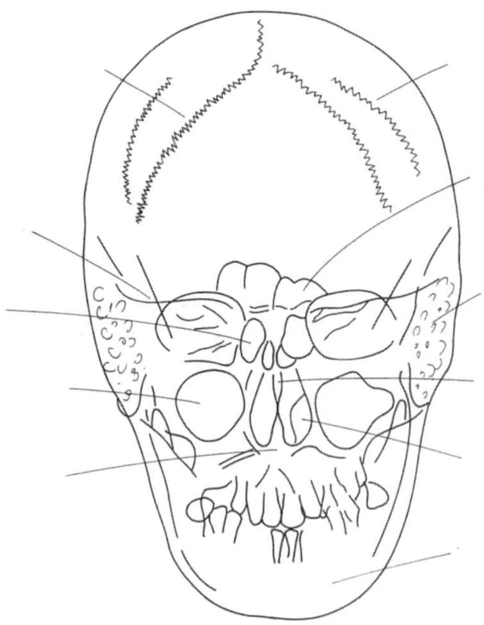

두개골 후전방향 엑스선영상 해부도

3. 촬영방법(method)

1) 영상크기 : 머리뼈(skull)와 얼굴뼈(facial bone)를 포함 하는 사이즈

2) 환자 촬영 방법

① 환자는 엎드린자세(prone position)나 선자세(erect position)로 한다.
② 정중시상면(MSP)을 테이블 중앙선에 일치시키고, 이마와 코로 머리를 지지한다.
③ 환자의 양팔은 편한 위치에 놓고 양 어깨가 동일 횡단면에 놓이도록 조정한다.
④ 테이블 중앙점에 눈썹활사이(미간 / glabella)부위가 오도록 일치시킨다.
⑤ 눈확귓구멍선(안와이공선 / OML)을 테이블면에 수직되게 한다.
⑥ 일반적 검사시 발쪽으로 15° 코뿌리점(비근점 nasion)을 향해 테이블면에 입사한다.
⑦ 위눈확틈새(상안와열)의 경우 눈확(안와) 중간을 향해 발쪽으로 20°~25°되게 입사시킨다.
⑧ X선 튜브의 중앙, 피사체의 중앙 그리고 IR의 중앙을 수직선상에서 일치 시킨다.
⑨ 촬영조건을 설정하고 환자의 움직임을 멈추게 하고 환자를 응시하면서 X선을 조사한다.

3) 중심선

- 이마뼈 검사가 목적인 경우 코뿌리점을 향해 수직으로 입사한다.
- 머리뼈의 일반적인 검사는 발쪽으로 15° 로 코뿌리점을 향해 입사한다.

4) 촬영 point

① SID는 40인치, OID는 최소화해야 한다.
② 생식샘을 보호하고 환자 자세를 최대한 안락하게 한다.
③ 움직임이 걱정되는 환자는 머리부 고정용구를 사용하고, 머리에서 금속이나 플라스틱을 제거한다.
④ 환자의 성명을 비롯하여 좌우표시(R, L mark)가 관찰대상 부위와 겹치지 않도록 촬영되어야 한다.

5) 조별 시나리오 작성

피사체, 장비, 기구, 촬영조건, 촬영자의 실수 등을 예견하여 교과서와 다른 촬영시나리오를 작성하여 촬영하여서 시나리오 이미지와 정상이미지를 비교하여 결론을 도출시킨다.

1. 촬영조건의 변화 : 관전압을 고정시키고 관전류를 변경하여 영상의 농도를 관찰
2. SID를 100㎝에서 180㎝로 변경하여 영상의 선예도 및 농도를 관찰
3. OID를 변화시켜(테이블에서 팬톰을 5㎝띄움) 영상의 확대 및 축소를 관찰
4. 중심선을 머리쪽으로 10° 입사시켜 영상의 왜곡을 관찰

4. Phantom을 이용한 촬영실습

1) 영상크기 : 10inch * 12inch(lengthwise)

2) 촬영 방법

① 촬영목적 및 방법을 숙지하고 실습에 필요한 장비 등 주위의 안전을 확인한다.
② 영상판(IR)을 촬영테이블 아래 Bucky tray에 넣고 고정시킨다.
③ SID를 100㎝로 하여 tube angle을 조정하여 엑스선의 중심선을 영상판(IR)의 중심에 일치시킨다.
④ 머리 phantom의 중앙을 중심선에 일치시키고 움직임이 없는지 확인한다.
⑤ 관전압, 관전류, 조사시간을 설정 후 담당교수가 엑스선을 조사 한다.

3) 중심선

- 이마뼈 검사가 목적인 경우 코뿌리점을 향해 수직으로 입사한다.
- 머리뼈의 일반적인 검사는 발쪽으로 15° 로 코뿌리점을 향해 입사한다.

4) 촬영 point

1. 머리팬톰이 둥근 모양이어서 보조기구를 이용하여 적절히 고정해야한다.
2. 촬영부위의 anatomy가 선명하게 구현되어야 한다.
3. 목적에 따라 적절한 농도가 구현 되어야 한다.

5) 촬영조건

구분	장치명	피사체 두께(㎝)	kVp	mA	Sec	SID (㎝)	검출기 종류	기타
1차	사용한장치의 모델명	15~20	60	100	0.01	100	F/S	
2차	사용한장치의 모델명	15~20	60	200	0.02	100	IP	
3차	사용한장치의 모델명	15~20	50	200	0.04	100	DR	

1. mAs를 변화시켜 촬영한 목적은 상반법칙의 성립을 확인하고자 함이며 영상을 육안으로 관찰한 결과 농도차이를 느끼지 못하여 상반법칙이 성립하는 것을 확인하였다.
2. 관전압의 변화에 따른 농도와 선예도를 관찰하고자 촬영조건의 변화를 주었다.

5. 항목별 영상 평가(image check of evaluation items)

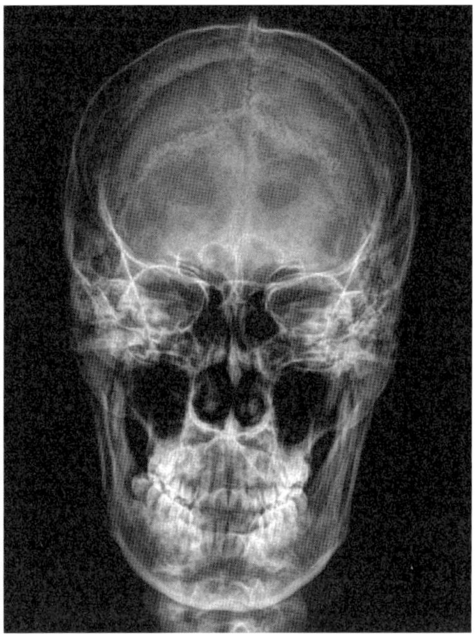

두개골 후전방향 엑스선영상

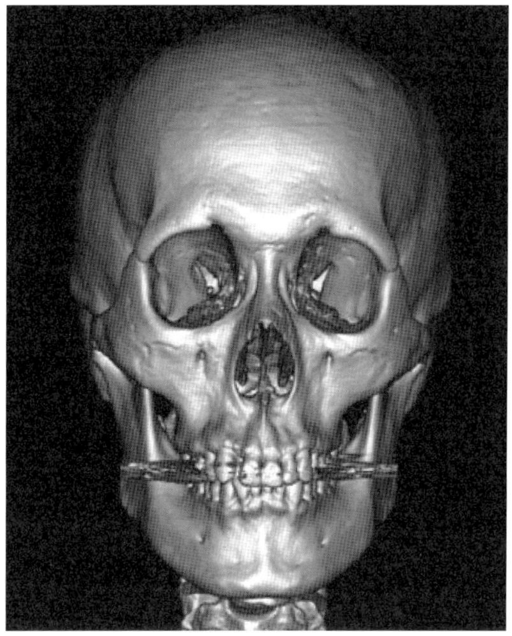

두개골 후전방향 3D 영상

평 가 항 목	5	4	3	2	1
목적하는 해부학 구조가 잘 나타났는가?	✔				
환자(phantom)의 위치는 정확한가?		✔			
촬영의 기하학적 조건(SID, OID, angle, etc.)을 충족하였는가?	✔				
촬영조건(kVp, mA, sec)의 설정은 적절한가?		✔			
영상의 농도는 적절한가?		✔			
영상의 대조도(연부조직과 뼈의 관찰 정도)는 적절한가?	✔				
영상의 선예도(피사체의 경계면 표현 정도)는 적절한가?		✔			
IR면과 피사체의 방향이 균형 있게 촬영이 잘되어있는가?			✔		
side mark의 크기 및 위치는 적절한가?	✔				
실습영상이 진단에 유용하게 사용될 수 있겠는가?		✔			
총 점 (40이상이면 충족)	43				

6. 시나리오 영상의 평가

1. SID 변경 : 교재에서는 100 ㎝로 권고하였으나 180 ㎝로 촬영하여 얻은 영상은 동일한 촬영 조건이어서 육안으로는 선명도 등의 차이가 나타나지 않았으며 농도는 낮아져 (필림상)으로는 흐린 영상을 얻었다.
2. OID의 변경 : 팬톰을 테이블에 밀착시켜도 테이블과 bucky 사이의 공간이 있어 OID가 zero가 되지는 않지만 minimize의 영상과 테이블에서 팬톰을 5㎝ 위로 띄운 영상을 비교평가한 결과 농도는 흐려지고 가장자리의 선예도가 낮아짐을 확인하였으며 영상의 확대도 확인하였다.

7. 환자유형에 따른 방사선사의 대응 (교수가 상황별 주제를 제시)

실습서 작성요령에 주어진 환자유형 중에서 우리 조는 신경외과 환자(40세, 여자, 10년전 교통사고로 뇌수술 병력이 있으며 현재 두통을 호소하며 MRI 검사전 skull PA projection 처방, 의사소통가능)가 제시되어 토론하고 촬영계획을 세웠다.

① 눈을 맞추고 의식을 확인하며 가볍게 인사한다.
② 환자가 맞는지 본인확인을 하고 촬영에 대한 처방 (skull PA projection)과 부위가 일치하는지 확인한다.
③ 두통을 호소하고 있어 우리 조는 촬영 테이블에 누워서 촬영(supine position)하는 것과 서서 촬영(erect position)하는 것에 대하여 설명하고 환자의 선택과 동의를 구하여 서서 촬영하기로 하였다.
④ 서서 촬영함으로 2차 사고 및 손상을 방지하기 위하여 어지러움 등의 증상이 있는지에 대하여 의견을 구하였다.
⑤ 환자를 조심스럽게 stand bucky쪽으로 안내 하는 중에 어지러움을 호소하여 의자를 이용하여 앉아서 촬영하기로 촬영계획을 바꾸고 환자에게 설명 하였다.
⑥ 촬영 전에 환자에게 머리부위의 촬영법에 대하여 설명하고 필요한 협조와 동의를 구하였다.
⑦ 환자에게 불편함 유무를 묻고 tube, object, IR을 일치시키고 촬영조건을 설정하여 촬영하였다.
⑧ 촬영이 끝났음을 통보하고 결과를 볼 수 있는 방법을 설명하였다.
⑨ 결과는 영상의학과 전문의의 판독 후 진료과(신경외과)로 보내어지며 진료하신 과에서 약속하신 시간에 보시면 된다고 설명하였다.
⑩ 촬영실의 오염 등 을 확인하여 정리하고 다음 환자에 대한 준비를 하였다.

8. 결론(conclusion)

① 평가항목에 제시된 것과 비교하여보면 촬영부위의 해부학적구조는 잘 묘사되었으며 농도, 대조도, 선예도, side mark 위치 등 모두 육안으로는 만족스러운 영상을 얻을 수 있었다. 그

것은 기하학적 촬영 조건과 전기 및 기계적인 조건을 만족시킨 결과로 보여 진다..

② 우리 조의 인원은 5명으로 실습 전 토의와 모의실습 시뮬레이션 등에 관한 충분한 토의 과정을 통하여 실습과정에서 안전을 확보할 수 있었으며 실습 목적에 맞는 영상을 얻을 수 있었다.

③ 이번 촬영실습에서의 긍정적인 면은 우리조의 팀웍이 잘이루어져 각각의 역할과 더불어 협력이 잘 되어 순조로운 실습이었다.

④ 실습 중에 약간 어려웠던 문제는 장비의 에러가 발생되어 대응에 익숙하지 않아 교수님과 같이 해결하였으며 그것은 경험으로 향후 많은 도움이 될 것 같다.

개 론
머리뼈(skull)

1. 해부-병리

머리뼈는 머리모양을 형성하고, 그 안에 뇌, 시각기, 평형청각기, 호흡기, 소화기 등을 보호하고 있는 매우 복잡한 골격이다. 머리뼈는 봉합이라는 불규칙한 섬유관절에 의해 서로 결합된 22개의 뼈로 이루어져 있다. 머리뼈는 머리의 위쪽부분을 이루는 뼈들로 뇌를 보호하고 있다. 성인의 머리뼈는 이마뼈 1개, 관자뼈 2개, 벌집뼈 1개, 마루뼈 2개, 나비뼈 1개, 뒤통수뼈 1개로 6종 8개로 구성되어 있다.

방사선학적 검사에서 관찰할 수 있는 대표적인 질환이나 병변은 골절, 골염증, 골수염, 골종양, 골수종, 수막증, 뇌하수체샘종, 거미막낭포, 뼈위축, 앞숫구멍과 뒤숫구멍의 개존유무, 출혈로 인한 부종, 이물질유무, 뼈결핵, 함몰골절로 인한 뇌출혈, 공기머리증(기뇌증), 뼈연골형성장애(골연골이형성증, osteochondrodysplasia) 등이 있다.

2. 촬영법

(1) routine : AP & PA projection, lateral projection, Towne method, Schuller method
(2) great foramen : Towne method, Hass method
(3) sella turcica : sella turcica AP axial & lateral projection
(4) mastoid process : Law method, Stenvers method, Arcelin method, Henschen method, Schuller method, Lysholm method, Mayer method, Hickey method

3. 선량(mGy)

일본에서의 의료피폭 저감목표값

Examination	projection	의료피폭 저감목표값(mGy)	
		2000년	2006년
chest	0yr		0.3
	3yr		0.5
	5yr		0.7
	adult AP	3	3
abdomen	0yr		0.2
	3yr		0.2
	5yr		0.2
	AP	0.3	0.3
	LAT	0.8	0.8

얼굴뼈(facial bone)

1. 해부-병리

얼굴뼈는 머리의 앞면과 아래쪽을 형성하고 있으며 위턱뼈 2개, 눈물뼈 2개, 보습뼈 1개, 광대뼈 2개, 입천장뼈 2개, 아래턱뼈 1개, 코뼈 2개, 아래코선반 등 모두 14개의 뼈로 구성되어 있다.

방사선학적 검사에서 관찰할 수 있는 대표적인 질환이나 병변은 외상으로 인한 골절, 골염증, 골수염, 골종양, 출혈로 인한 부종, 이물질유무, 뼈결핵, 코곁굴(부비동)의 염증이나 종양, 만성 중이염, 속귀신경집종(청신경초종, acoustic neurinoma), 침돌증(타석증, sialolithiasis), 턱관절의 기능성 평가, 성형수술을 위한 수술전 계획 등이 있다.

2. 촬영법

(1) routine : PA projection, lateral projection, Waters method
(2) optic foramen : Rhese method
(3) PNS : Waters method, Caldwell method, lateral projection
(4) nasal bone fracture : nasal bone both lateral projection, tangential projection
(5) zygomatic arch fracture : submentovertical projection, modified Towne method, Titerington modified method
(6) mandible fracture : PA & PA axial projection, PA(AP) axiolateral projection
(7) T-M joint : AP axial projection, axiolateral projection(open & close)

3. 선량(mGy)

일본에서의 의료피폭 저감목표값

Examination	projection	의료피폭 저감목표값(mGy)	
		2000년	2006년
Computed Tomography	head	40	65
	abdomen	11	20

2000년 저감목표치 : 80kV, 30mA, 10sec / 32cm PMMA phantom, CTDIw
2006년 저감목표치 : 120kV, 10mA, 100sec / 32cm PMMA phantom, CTDIw

47. 두개골 후전방향 촬영 (skull PA projection)

실 습 일	점 수
년 월 일	A B C

1. 촬영목적(purpose)

외상에 의한 머리뼈의 골절과 머리덮개뼈(두개관 calvaria)의 전벽과 측벽, 볏돌기(계관 crista galli), 관자우묵(측두와 temporal fossae), 이마굴(전두동 frontal sinus), 앞벌집굴(전사골동 ethmoid sinus)을 관찰하기 위함이다.

- anatomical shown :

- lesion(diagnosis) :

2. 영상해부도(anatomical structure)

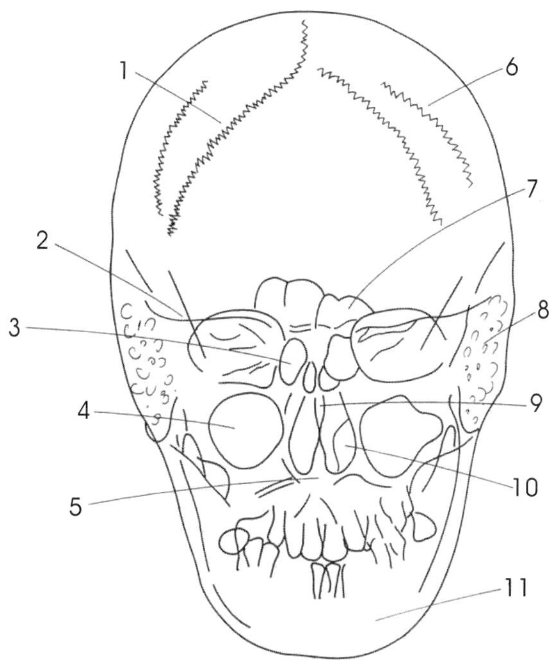

두개골 후전방향 엑스선영상 해부도

3. 촬영방법(method)

1) 영상크기 : 머리뼈(skull)를 포함 하는 사이즈

2) 환자 촬영 방법

① 환자는 엎드린자세(prone)나 선자세(erect)로 한다.
② 정중시상면(MSP)을 테이블 중앙선에 일치시키고, 이마와 코로 머리를 지지한다.
③ 환자의 양팔은 편한 위치에 놓고 양 어깨가 동일 횡단면에 놓이도록 조정한다.
④ 테이블 중앙점에 눈썹활사이(미간 glabella)부위가 오도록 일치시킨다.
⑤ 눈확귓구멍선(안와이공선 OML)을 테이블면에 수직되게 한다.
⑥ 일반적 검사시 발쪽으로 15° 코뿌리점(비근점 nasion)을 향해 테이블면에 입사한다.
⑦ 위눈확틈새(상안와열)의 경우 눈확(안와) 중간을 향해 발쪽으로 20°~25°되게 입사시킨다.
⑧ 엑스선 튜브의 중앙, 피사체의 중앙 그리고 IR의 중앙을 수직선상에서 일치시킨다.
⑨ 촬영조건을 설정하고 환자의 움직임을 멈추게 하고 환자를 응시하면서 엑스선을 조사한다.

3) 중심선

- 이마뼈 검사가 목적인 경우 코뿌리점을 향해 수직으로 입사한다.
- 머리뼈의 일반적인 검사는 발쪽으로 15° 로 코뿌리점을 향해 입사한다.

4) 촬영 point

① SID는 40인치, OID는 최소화해야 한다.
② 생식샘을 보호하고 환자 자세를 최대한 안락하게 한다.
③ 움직임이 걱정되는 환자는 머리부 고정용구를 사용하고, 머리에서 금속이나 플라스틱을 제거 한다.
④ 환자의 성명을 비롯하여 좌우표시(R, L mark)가 관찰대상 부위와 겹치지 않도록 촬영되어야 한다.

5) 조별 시나리오 작성

피사체, 장비, 기구, 촬영조건, 촬영자의 실수 등을 예견하여 교과서와 다른 촬영시나리오를 작성 하여 촬영하여서 시나리오 이미지와 정상이미지를 비교하여 결론을 도출시킨다.

4. Phantom을 이용한 촬영실습

1) 영상크기 :

2) 촬영 방법

①

②

③

④

⑤

3) 중심선

-

4) 촬영 point

5) 촬영조건

구분	장치명	피사체 두께	kVp	mA	Sec	SID	검출기 종류	기타
1차								
2차								
3차								

5. 항목별 영상 평가(image check of evaluation items)

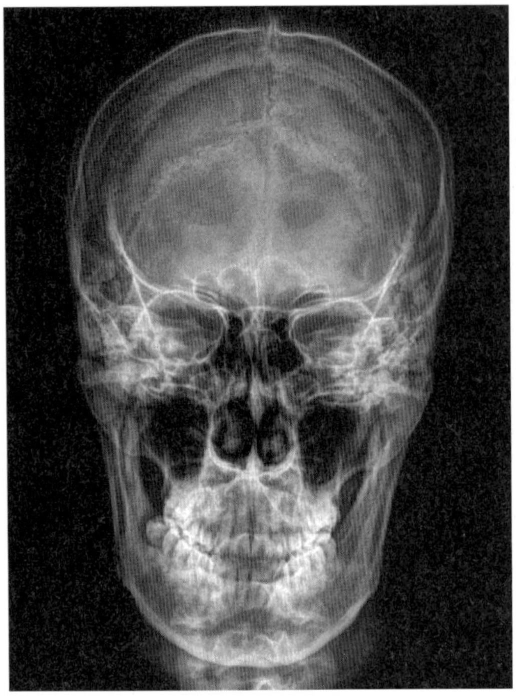

두개골 후전방향 엑스선영상

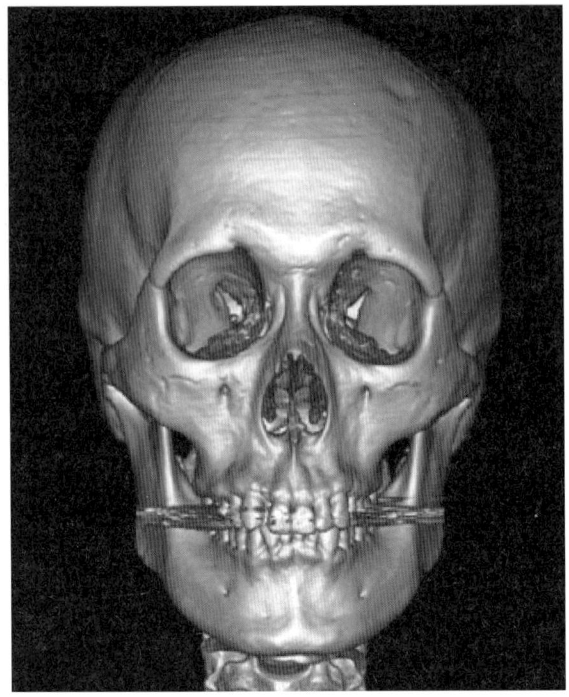

두개골 후전방향 3D 영상

평 가 항 목	5	4	3	2	1
목적하는 해부학 구조가 잘 나타났는가?					
환자(phantom)의 위치는 정확한가?					
촬영의 기하학적 조건(SID, OID, angle, etc.)을 충족하였는가?					
촬영조건(kVp, mA, sec)의 설정은 적절한가?					
영상의 농도는 적절한가?					
영상의 대조도(연부조직과 뼈의 관찰 정도)는 적절한가?					
영상의 선예도(피사체의 경계면 표현 정도)는 적절한가?					
IR면과 피사체의 방향이 균형 있게 촬영이 잘되어있는가?					
side mark의 크기 및 위치는 적절한가?					
실습영상이 진단에 유용하게 사용될 수 있겠는가?					
총 점					

6. 시나리오 영상의 평가

7. 환자유형에 따른 방사선사의 대응 (교수가 상황별 주제를 제시)

8. 결론(conclusion)

48. 두개골 측방향 촬영 (skull lateral projection)

실 습 일	점 수
년 월 일	A B C

1. 촬영목적(purpose)

머리뼈 측방향 촬영은 머리뼈덮개(두개관 cranium)이 잘 관찰되며 외상에 의한 머리뼈의 골절, 안장(터어키안, sella turcica), 앞침대돌기(전상돌기 anterior clinoid process), 말안장등(안배 dorsum sellae) 및 나비뼈능선(접형골연 wing of sphenoid)를 잘 관찰하기 위함이다.

– anatomical shown :

– lesion(diagnosis) :

2. 영상해부도(anatomical structure)

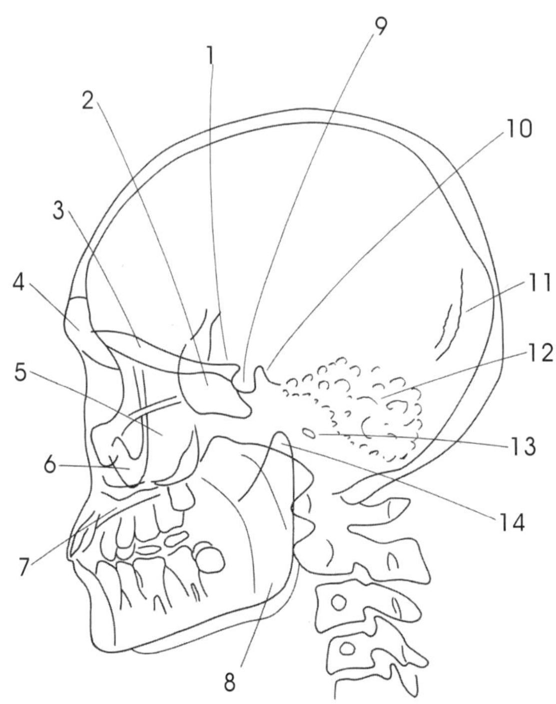

두개골 측방향 엑스선영상 해부도

3. 촬영방법(method)

1) 영상크기 : 머리뼈(skull)를 포함 하는 사이즈

2) 환자 촬영 방법

① 반 엎드린 자세(semiprone)나 선자세(erect)에서 정중시상면이 테이블면에 평행이 되도록 한다.
② 환자의 양팔은 편한 위치에 놓고 양 어깨가 동일 횡단면에 놓이도록 조정한다.
③ 촬영측 바깥귀길(외이도 EAM)부위를 IR면 중앙에 일치시킨다.
④ 동공사이선(IPL)이 IR면에 수직이고, 눈확아래귀구멍선(안와하이공선 IOML)이 IR면 횡축에 평행되게 조정해야 한다.
⑤ 중심선은 바깥귀길(외이도) 상방 5cm점에 수직으로 입사한다.
⑥ 일반적으로 양측 옆면촬영을 하여야 한다.
⑦ 머리뼈의 자세를 확인하고 촬영하는 동안 호흡은 정지하도록 한다.
⑧ 엑스선 튜브의 중앙, 피사체의 중앙 그리고 IR의 중앙을 수직선상에서 일치시킨다.
⑨ 촬영조건을 설정히고 환자의 움지임을 멈추게 하고 환자를 응시하면서 엑스선을 조사한다.

3) 중심선

- 바깥귀길 위쪽 5㎝ 점을 향해 수직으로 입사한다.
- Direct the central ray perpendicularly to the mid point of the image receptor.

4) 촬영 point

① SID는 40인치, OID는 최소화해야 한다.
② 생식샘을 보호하고 환자 자세를 최대한 안락하게 한다.
③ 움직임이 걱정되는 환자는 머리뼈 고정용구를 사용하고, 머리에서 금속이나 플라스틱을 제거한다.
④ 환자의 성명을 비롯하여 좌우표시(R, L mark)가 관찰대상 부위와 겹치지 않도록 촬영되어야 한다.

5) 조별 시나리오 작성

피사체, 장비, 기구, 촬영조건, 촬영자의 실수 등을 예견하여 교과서와 다른 촬영시나리오를 작성 하여 촬영하여서 시나리오 이미지와 정상이미지를 비교하여 결론을 도출시킨다.

4. Phantom을 이용한 촬영실습

1) 영상크기 :

2) 촬영 방법

①

②

③

④

⑤

3) 중심선

-

4) 촬영 point

5) 촬영조건

구분	장치명	피사체 두께	kVp	mA	Sec	SID	검출기 종류	기타
1차								
2차								
3차								

5. 항목별 영상 평가(image check of evaluation items)

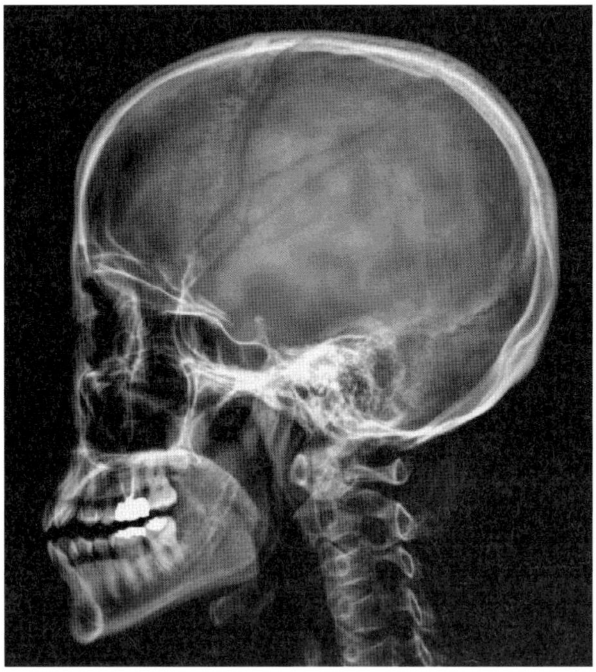

두개골 측방향 엑스선영상

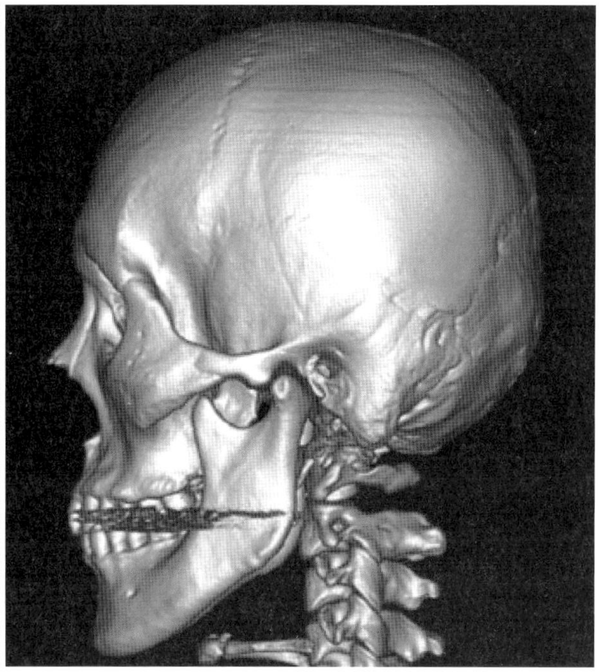

두개골 측방향 엑스선영상

평 가 항 목	5	4	3	2	1
목적하는 해부학 구조가 잘 나타났는가?					
환자(phantom)의 위치는 정확한가?					
촬영의 기하학적 조건(SID, OID, angle, etc.)을 충족하였는가?					
촬영조건(kVp, mA, sec)의 설정은 적절한가?					
영상의 농도는 적절한가?					
영상의 대조도(연부조직과 뼈의 관찰 정도)는 적절한가?					
영상의 선예도(피사체의 경계면 표현 정도)는 적절한가?					
IR면과 피사체의 방향이 균형 있게 촬영이 잘되어있는가?					
side mark의 크기 및 위치는 적절한가?					
실습영상이 진단에 유용하게 사용될 수 있겠는가?					
총 점					

6. 시나리오 영상의 평가

7. 환자유형에 따른 방사선사의 대응 (교수가 상황별 주제를 제시)

8. 결론(conclusion)

49. 두개골 전후 축방향 촬영 (skull AP axial projection) Towne법

실 습 일	점 수
년 월 일	A B C

1. 촬영목적(purpose)

외상에 의한 머리뼈 골절 또는 큰구멍(대후두공 foramen magnum) 내에 투영된 말안장등(안배 dorsum sella)와 뒤침대돌기(후상돌기 posterior cliniod process), 바위모뿔(추체 petrous pyramid)와 뒤통수뼈(후두골 occipital bone) 등을 관찰하기 위함이다.

- anatomical shown :

- lesion(diagnosis) :

2. 영상해부도(anatomical structure)

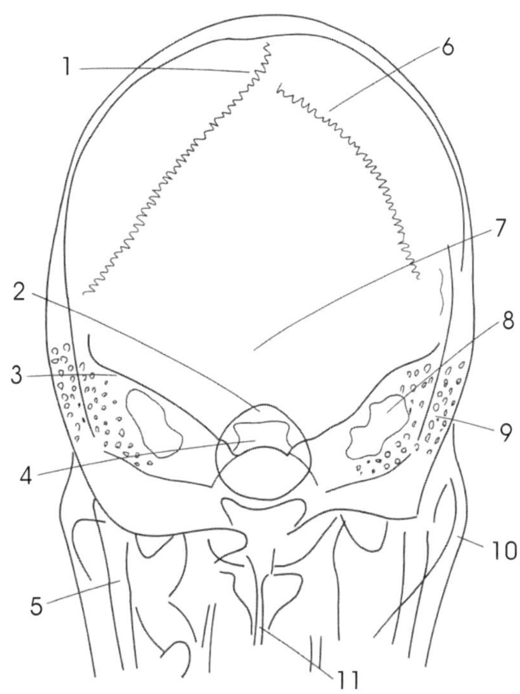

두개골 전후축방향 엑스선영상 해부도

3. 촬영방법(method)

1) 영상크기 : 머리뼈(skull)를 포함 하는 사이즈

2) 환자 촬영 방법

① 바로 누운(supine) 자세나 선(erect) 자세를 취하고, 몸의 정중시상면(MSP)과 촬영대의 중심선을 일치시킨다.
② 환자의 양팔은 편한 위치에 놓고 양 어깨가 동일 횡단면에 놓이도록 조정한다.
③ 턱을 충분히 당겨 눈확귓구멍선(안와이공선 OML)이 테이블면과 수직되게 조정한 후 큰구멍을 향해 다리쪽으로 30°로 입사한다.
④ 턱을 충분히 당길 수 없는 경우 눈확아래귓구멍선(안와하이공선 IOML)이 테이블면과 수직되게 조정한 후 큰구멍을 향해 다리쪽으로 37°로 입사한다.
⑤ 만약 큰구멍과 목정맥구멍(경정맥공 jugular foramen)을 관찰대상으로 하려면 다리쪽으로 40°~60°로 입사하여 촬영한다.
⑥ 머리부의 자세를 확인하고 촬영하는 동안 호흡은 정지하도록 한다.
⑦ side mark를 놓는다.
⑧ 환자의 피폭을 최소화하기 위해 조사면을 영상크기에 알맞게 조절한다.
⑨ 엑스선 튜브의 중앙, 피사체의 중앙 그리고 IR의 중앙을 수직선상에서 일치시킨다.
⑩ 촬영조건을 설정하고 환자의 움직임을 멈추게 하고 환자를 응시하면서 엑스선을 조사한다.

3) 중심선

- 양쪽 바깥귀구멍 중심을 통하여 발쪽으로 OML에 수직일 때는 30°, IOML에 수직일 때는 37°
- Direct the central ray through the foramen magnum at a caudal angle of (1) 30 degrees to the OML or (2) 37 degrees to the IOML.

4) 촬영 point

① SID는 40인치, OID는 최소화해야 한다.
② 생식샘을 보호하고 환자 자세를 최대한 안락하게 한다.
③ 움직임이 걱정되는 환자는 머리부 고정용구를 사용하고, 머리에서 금속이나 플라스틱을 제거한다.
④ 환자의 성명을 비롯하여 좌우표시(R, L mark)가 관찰대상 부위와 겹치지 않도록 촬영되어야 한다.

5) 조별 시나리오 작성

피사체, 장비, 기구, 촬영조건, 촬영자의 실수 등을 예견하여 교과서와 다른 촬영시나리오를 작성 하여 촬영하여서 시나리오 이미지와 정상이미지를 비교하여 결론을 도출시킨다.

4. Phantom을 이용한 촬영실습

1) 영상크기 :

2) 촬영 방법

①

②

③

④

⑤

3) 중심선

-

4) 촬영 point

5) 촬영조건

구분	장치명	피사체 두께	kVp	mA	Sec	SID	검출기 종류	기타
1차								
2차								
3차								

5. 항목별 영상 평가(image check of evaluation items)

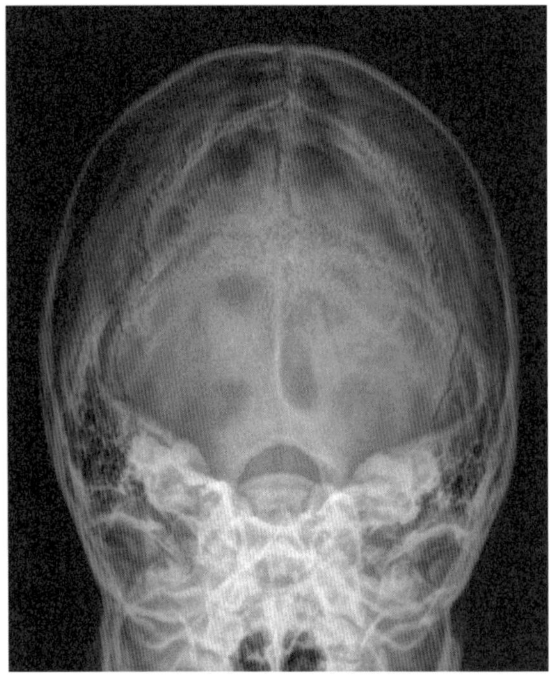

두개골 전후축방향 엑스선영상

평 가 항 목	5	4	3	2	1
목적하는 해부학 구조가 잘 나타났는가?					
환자(phantom)의 위치는 정확한가?					
촬영의 기하학적 조건(SID, OID, angle, etc.)을 충족하였는가?					
촬영조건(kVp, mA, sec)의 설정은 적절한가?					
영상의 농도는 적절한가?					
영상의 대조도(연부조직과 뼈의 관찰 정도)는 적절한가?					
영상의 선예도(피사체의 경계면 표현 정도)는 적절한가?					
IR면과 피사체의 방향이 균형 있게 촬영이 잘되어있는가?					
side mark의 크기 및 위치는 적절한가?					
실습영상이 진단에 유용하게 사용될 수 있겠는가?					
총 점					

6. 시나리오 영상의 평가

7. 환자유형에 따른 방사선사의 대응 (교수가 상황별 주제를 제시)

8. 결론(conclusion)

50. 하악 두정 방향 촬영 (submentovertical projection) Shuller법

실 습 일	점 수
년 월 일	A B C

1. 촬영목적(purpose)

타원구멍(난원공 foramen ovale), 가시구멍(극공 foramen spinosum), 아래턱뼈(하악골 mandible), 나비굴(접형골동 sphenoid sinus), 벌집굴(사골동 ethmoid sinus), 꼭지돌기(유양돌기 mastoid process), 바위능선(추체능 petrous ridge), 단단입천장(경구개 hard plate), 큰구멍(대후두공 foramen magnum)과 뒤통수뼈(후두골 occipital bone)를 관찰하기 위함이다.

- anatomical shown :

- lesion(diagnosis) :

2. 영상해부도(anatomical structure)

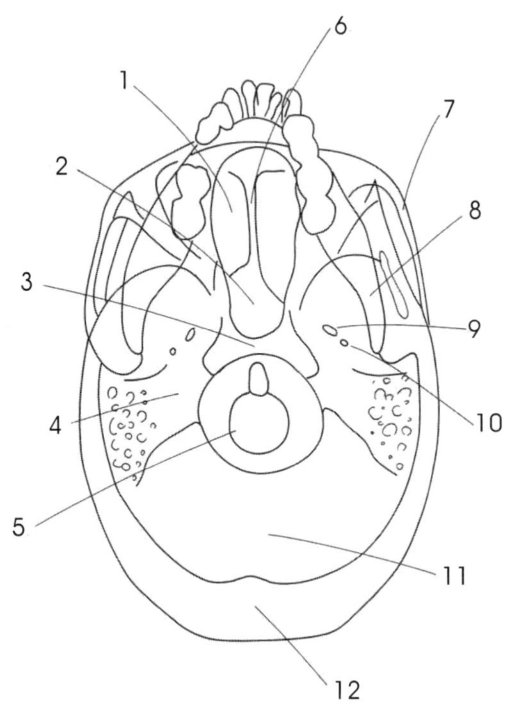

두개저 하악두정방향 엑스선영상 해부도

3. 촬영방법(method)

1) 영상크기 : 머리뼈(skull)를 포함 하는 사이즈

2) 환자 촬영 방법

① 바로 누운(supine)자세나 선(erect)자세를 취하고, 정중시상면(MSP)을 테이블 중앙선에 일치시킨다.
② 환자의 머리마루점(두정점 vertex)이 테이블에 밀착되게 하기 위해 환자의 머리를 최대한 뒤로 신전시킨다.
③ 환자의 양팔은 가능한 편한 상태에서 양 어깨가 동일 횡단면에 놓이도록 조정한다.
④ 눈확아래귓구멍선(안와하이공선 IOML)이 테이블면과 평행이 되도록 등 뒤에 받침대를 놓아 조정한다.
⑤ 바로 누운자세를 취했을 때는 머리를 완전히 뒤로 젖히기 위해 몇 개의 단단한 베개나 적당한 받침을 고여 몸통을 거상시키고 배근육을 이완시키기 위해 무릎을 구부린다.
⑥ 중심선은 양측 바깥귀길(외이도)을 연결한 선의 mid-point에서 전방 2cm 지점으로 한다.
⑦ 머리부의 자세를 확인히고 촬영하는 동안 호흡은 정지하도록 한다.
⑧ 엑스선 튜브의 중앙, 피사체의 중앙 그리고 IR의 중앙을 수직선상에서 일치시킨다.
⑨ 촬영조건을 설정하고 환자의 움직임을 멈추게 하고 환자를 응시하면서 엑스선을 조사한다.

3) 중심선

- IOML에 대해 수직으로 안장을 통하여 입사한다.
- Direct the central ray through the sella turcica perpendicularly to the IOML.

4) 촬영 point

① SID는 40인치, OID는 최소화해야 한다.
② 생식샘을 보호하고 환자 자세를 최대한 안락하게 한다.
③ 움직임이 걱정되는 환자는 머리부 고정용구를 사용하고, 머리에서 금속이나 플라스틱을 제거한다.
④ 환자의 성명을 비롯하여 좌우시(R, L mark)가 관찰대상 부위와 겹치지 않도록 촬영되어야 한다.

5) 조별 시나리오 작성

피사체, 장비, 기구, 촬영조건, 촬영자의 실수 등을 예견하여 교과서와 다른 촬영시나리오를 작성 하여 촬영하여서 시나리오 이미지와 정상이미지를 비교하여 결론을 도출시킨다.

4. Phantom을 이용한 촬영실습

1) 영상크기 :

2) 촬영 방법

①

②

③

④

⑤

3) 중심선

-

4) 촬영 point

5) 촬영조건

구분	장치명	피사체 두께	kVp	mA	Sec	SID	검출기 종류	기타
1차								
2차								
3차								

5. 항목별 영상 평가(image check of evaluation items)

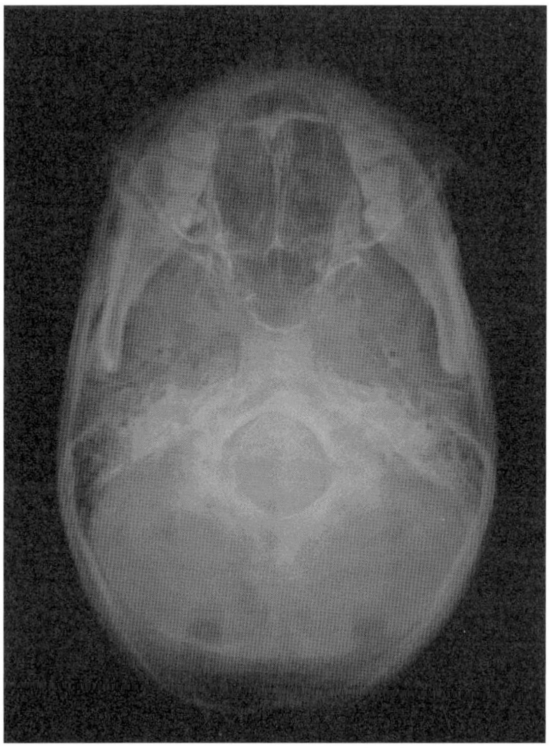

두개저 하악 두정방향 엑스선영상

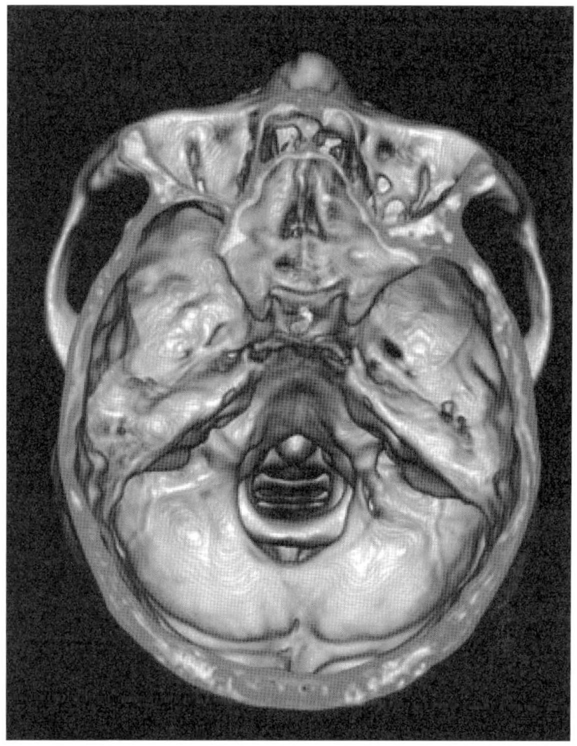

두개저 3D 영상

평 가 항 목	5	4	3	2	1
목적하는 해부학 구조가 잘 나타났는가?					
환자(phantom)의 위치는 정확한가?					
촬영의 기하학적 조건(SID, OID, angle, etc.)을 충족하였는가?					
촬영조건(kVp, mA, sec)의 설정은 적절한가?					
영상의 농도는 적절한가?					
영상의 대조도(연부조직과 뼈의 관찰 정도)는 적절한가?					
영상의 선예도(피사체의 경계면 표현 정도)는 적절한가?					
IR면과 피사체의 방향이 균형 있게 촬영이 잘되어있는가?					
side mark의 크기 및 위치는 적절한가?					
실습영상이 진단에 유용하게 사용될 수 있겠는가?					
총 점					

6. 시나리오 영상의 평가

7. 환자유형에 따른 방사선사의 대응 (교수가 상황별 주제를 제시)

8. 결론(conclusion)

51. 터어키안 측방향 촬영 (sella turcica lateral projection)

실 습 일	점 수
년 월 일	A B C

1. 촬영목적(purpose)

안장(터어키안, sella turcica)의 변화 및 정상 터어키안을 계측하고, 터어키안부위와 바위모뿔(추체)의 전후측방향 음영을 관찰할 목적으로 촬영한다.

- anatomical shown :

- lesion(diagnosis) :

2. 영상해부도(anatomical structure)

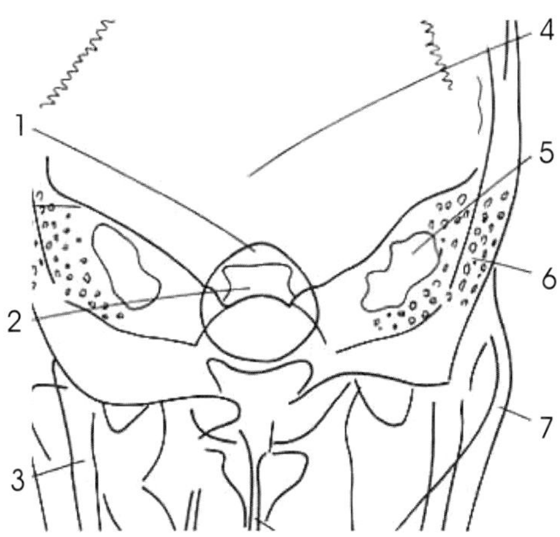

터어키안 전후측방향 엑스선영상 해부도

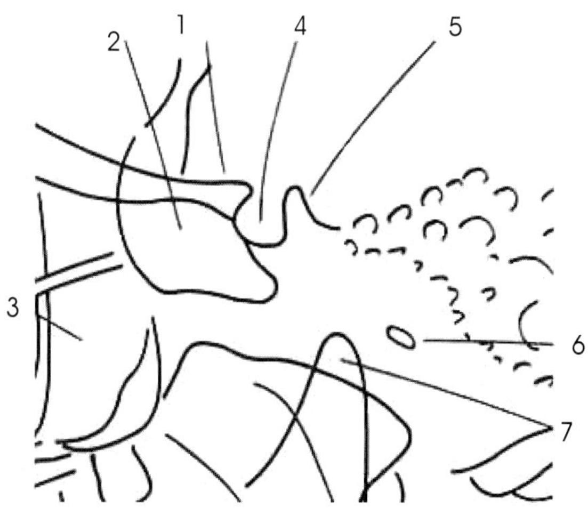

터어키안 측방향 엑스선영상 해부도

3. 촬영방법(method)

1) 영상크기 : 안장(터어키안, sella turcica)을 중심으로 머리뼈(skull)를 포함하는 사이즈

2) 환자 촬영 방법

① 반 엎드린(semiprone)자세나 선(erect)자세에서 정중시상면(MSP)이 테이블면에 평행이 되도록 한다.
② 환자의 양팔은 편한 위치에 놓고 양 어깨가 동일 횡단면에 놓이도록 조정한다.
③ IPL이 IR면에 수직이고, IOML이 IR면 횡축에 평행되게 조정해야 한다.
④ 중심선은 EAM에서 위로 2.0cm, 앞으로 2.0cm인 터어키안으로 입사하게 한다.
⑤ 일반적으로 양측 옆면촬영을 하여야 한다.
⑥ side mark를 놓는다.
⑦ 환자의 피폭을 최소화하기 위해 조사면을 영상크기에 알맞게 조절한다.
⑧ 엑스선 튜브의 중앙, 피사체의 중앙 그리고 IR의 중앙을 수직선상에서 일치시킨다.
⑨ 촬영조건을 설정하고 환자의 움직임을 멈추게 하고 환자를 응시하면서 엑스선을 조사한다.

3) 중심선

- 바깥귀길 위로 2 cm, 앞으로 2 cm 되는 점을 향해 IR면에 수직으로 입사한다.
- Direct the central ray perpendicularly to the mid point of the image receptor.

4) 촬영 point

① SID는 40인치, OID는 최소화해야 한다.
② 조사야를 최소로 줄이고, 생식샘 보호 및 환자 자세를 최대한 안락하게 한다.
③ 움직임이 걱정되는 환자는 두개부 고정용구를 사용하고, 머리에서 금속이나 플라스틱을 제거한다.
④ 환자의 성명을 비롯하여 좌우표시(R, L mark)가 관찰대상 부위와 겹치지 않도록 촬영되어야 한다.

5) 조별 시나리오 작성

피사체, 장비, 기구, 촬영조건, 촬영자의 실수 등을 예견하여 교과서와 다른 촬영시나리오를 작성 하여 촬영하여서 시나리오 이미지와 정상이미지를 비교하여 결론을 도출시킨다.

4. Phantom을 이용한 촬영실습

1) 영상크기 :

2) 촬영 방법

①

②

③

④

⑤

3) 중심선

-

4) 촬영 point

5) 촬영조건

구분	장치명	피사체 두께	kVp	mA	Sec	SID	검출기 종류	기타
1차								
2차								
3차								

5. 항목별 영상 평가(image check of evaluation items)

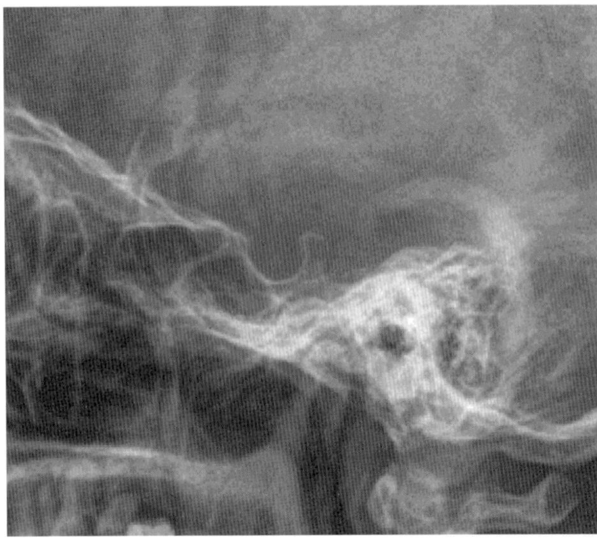

터어키안 측방향 엑스선영상

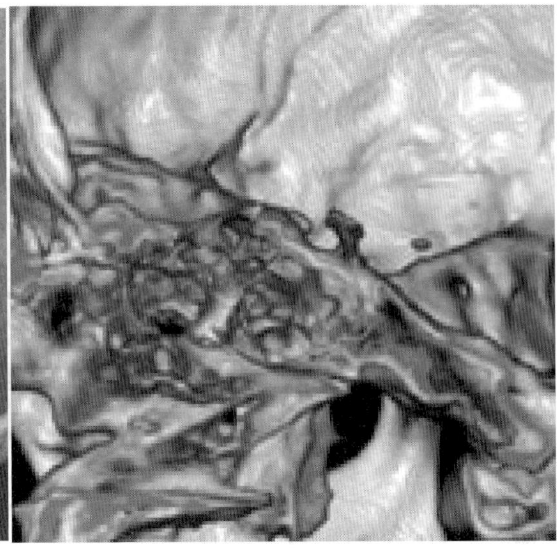

터어키안 측방향 3D 영상

평 가 항 목	5	4	3	2	1
목적하는 해부학 구조가 잘 나타났는가?					
환자(phantom)의 위치는 정확한가?					
촬영의 기하학적 조건(SID, OID, angle, etc.)을 충족하였는가?					
촬영조건(kVp, mA, sec)의 설정은 적절한가?					
영상의 농도는 적절한가?					
영상의 대조도(연부조직과 뼈의 관찰 정도)는 적절한가?					
영상의 선예도(피사체의 경계면 표현 정도)는 적절한가?					
IR면과 피사체의 방향이 균형 있게 촬영이 잘되어있는가?					
side mark의 크기 및 위치는 적절한가?					
실습영상이 진단에 유용하게 사용될 수 있겠는가?					
총 점					

6. 시나리오 영상의 평가

7. 환자유형에 따른 방사선사의 대응 (교수가 상황별 주제를 제시)

8. 결론(conclusion)

52. 시신경공 두정안와 사방향 촬영 (optic foramen parieto-orbital oblique projection) Rhese법

실 습 일	점 수
년 월 일	A B C

1. 촬영목적(purpose)

외상성 질환, 종양 등에 의한 시신경관의 병변의 유무를 관찰할 수 있다.

- anatomical shown :

- lesion(diagnosis) :

2. 영상해부도(anatomical structure)

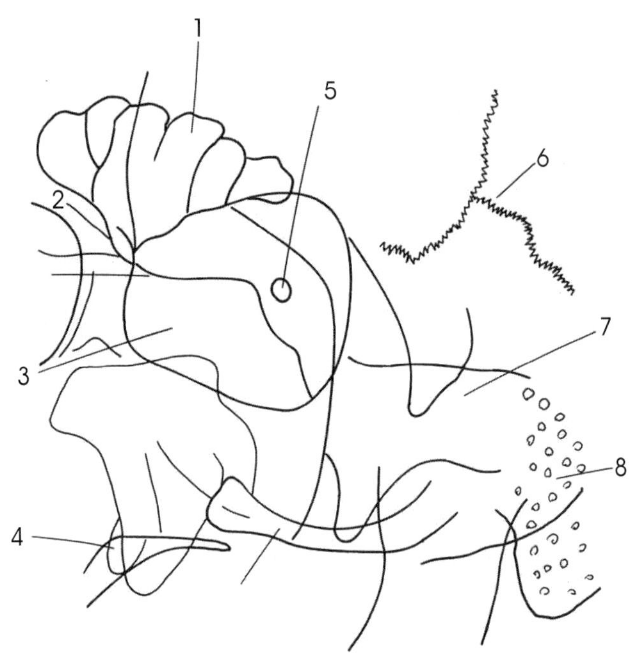

두정-안와 사방향 엑스선영상 해부도

3. 촬영방법(method)

1) 영상크기 : 눈확(orbit)을 중심으로 머리뼈(skull)를 포함 하는 사이즈

2) 환자 촬영 방법

① 엎드린(prone)자세나 선(erect)자세로 하고, 턱, 코, 광대뼈(협골)로 머리를 유지하게 한다.
② 환자의 양팔은 편한 위치에 놓고 양 어깨가 동일 횡단면에 놓이도록 조정한다.
③ 머리를 숙여 비극이공선(AML)이 IR면에 수직이 되도록 한다.
④ 머리를 돌려서 정중시상면(MSP)이 IR면에 53°되게 한다.
⑤ 머리부의 자세를 확인하고 촬영하는 동안 호흡은 정지하도록 한다.
⑥ side mark를 놓는다.
⑦ 환자의 피폭을 최소화하기 위해 조사면을 영상크기에 알맞게 조절한다.
⑧ 엑스선 튜브의 중앙, 피사체의 중앙 그리고 IR의 중앙을 수직선상에서 일치시킨다.
⑨ 촬영조건을 설정하고 환자의 움직임을 멈추게 하고 환자를 응시하면서 엑스선을 조사한다.

3) 중심선

- 검사쪽 눈확 중앙을 향해 IR면에 수직으로 입사한다.
- Direct the central ray perpendicularly to the mid point of the image receptor.

4) 촬영 point

① SID는 40인치, OID는 최소화해야 한다.
② 조사야를 최소로 줄이고, 생식샘 보호 및 환자 자세를 최대한 안락하게 한다.
③ 움직임이 걱정되는 환자는 머리부 고정용구를 사용하고, 머리에서 금속이나 플라스틱을 제거한다.
④ 환자의 성명을 비롯하여 좌우표시(R, L mark)가 관찰대상 부위와 겹치지 않도록 촬영되어야 한다.

5) 조별 시나리오 작성

피사체, 장비, 기구, 촬영조건, 촬영자의 실수 등을 예견하여 교과서와 다른 촬영시나리오를 작성 하여 촬영하여서 시나리오 이미지와 정상이미지를 비교하여 결론을 도출시킨다.

4. Phantom을 이용한 촬영실습

1) 영상크기 :

2) 촬영 방법

①

②

③

④

⑤

3) 중심선

-

4) 촬영 point

5) 촬영조건

구분	장치명	피사체 두께	kVp	mA	Sec	SID	검출기 종류	기타
1차								
2차								
3차								

5. 항목별 영상 평가(image check of evaluation items)

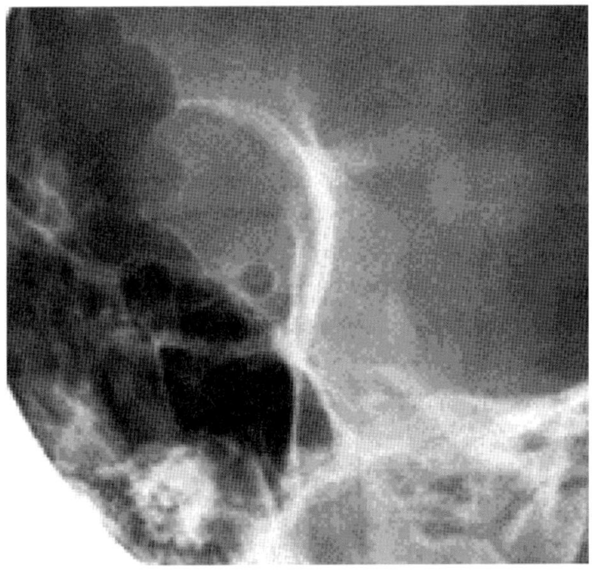

두정-안와 사방향 엑스선영상

평 가 항 목	5	4	3	2	1
목적하는 해부학 구조가 잘 나타났는가?					
환자(phantom)의 위치는 정확한가?					
촬영의 기하학적 조건(SID, OID, angle, etc.)을 충족하였는가?					
촬영조건(kVp, mA, sec)의 설정은 적절한가?					
영상의 농도는 적절한가?					
영상의 대조도(연부조직과 뼈의 관찰 정도)는 적절한가?					
영상의 선예도(피사체의 경계면 표현 정도)는 적절한가?					
IR면과 피사체의 방향이 균형 있게 촬영이 잘되어있는가?					
side mark의 크기 및 위치는 적절한가?					
실습영상이 진단에 유용하게 사용될 수 있겠는가?					
총 점					

6. 시나리오 영상의 평가

7. 환자유형에 따른 방사선사의 대응 (교수가 상황별 주제를 제시)

8. 결론(conclusion)

53. 안면골 두정비극방향 촬영 (facial bone parietoacanthial projection) Waters법

실 습 일	점 수
년 월 일	A B C

1. 촬영목적(purpose)

눈확아래능선(안와하연 inferior orbital rim), 위턱뼈(상악골 maxillae), 코중격(비중격 nasal septum), 광대뼈(협골 zygomatic), 광대활(협골궁 zygomatic arch)과 앞코뼈(전비골 anterior nasal bone)을 관찰할 수 있다.

- anatomical shown :

- lesion(diagnosis) :

2. 영상해부도(anatomical structure)

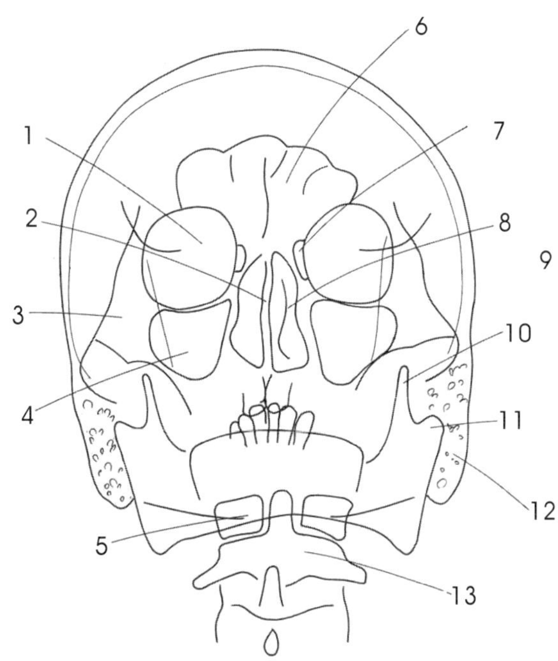

안면골 두정-비극방향 엑스선영상 해부도

3. 촬영방법(method)

1) 영상크기 : 머리뼈(skull)를 포함 하는 사이즈

2) 환자 촬영 방법

① 엎드린 자세(prone)나 앉은 자세(seated)를 취하고, 정중시상면(MSP)을 테이블 중앙선에 일치시킨다.
② 환자의 양팔은 편한 위치에 놓고 양 어깨가 동일 횡단면에 놓이도록 조정한다.
③ 환자의 턱으로 머리를 지지하고, OML이 IR면에 37°되게 조정해야 한다.
④ 하악이공선(MML)이 테이블면에 거의 수직이 되게 하고, 코융기점(비극점)이 IR면 중앙에 오도록 한다.
⑤ 중심선은 코끝점(비극점)에 수직이 되도록 한다.
⑥ 머리를 고정시키고 촬영중에 호흡을 멈추게 한다.
⑦ side mark를 놓는다.
⑧ 환자의 피폭을 최소화하기 위해 조사면을 영상크기에 알맞게 조절한다.
⑨ 엑스선 튜브의 중앙, 피사체의 중앙 그리고 IR의 중앙을 수직선상에서 일치시킨다.
⑩ 촬영조건을 설정하고 환자의 움직임을 멈추게 하고 환자를 응시하면서 엑스선을 조사한다.

3) 중심선

- 코끝점을 향해 IR면에 수직으로 입사한다.
- Direct the central ray perpendicularly to the mid point of the image receptor.

4) 촬영 point

① SID는 40인치, OID는 최소화해야 한다.
② 생식샘을 보호하고 환자 자세를 최대한 안락하게 한다.
③ 움직임이 걱정되는 환자는 머리부 고정용구를 사용하고, 머리에서 금속이나 플라스틱을 제거한다.
④ 환자의 성명을 비롯하여 좌우표시(R, L mark)가 관찰대상 부위와 겹치지 않도록 촬영되어야 한다.

5) 조별 시나리오 작성

피사체, 장비, 기구, 촬영조건, 촬영자의 실수 등을 예견하여 교과서와 다른 촬영시나리오를 작성 하여 촬영하여서 시나리오 이미지와 정상이미지를 비교하여 결론을 도출시킨다.

4. Phantom을 이용한 촬영실습

1) 영상크기 :

2) 촬영 방법

①

②

③

④

⑤

3) 중심선

-

4) 촬영 point

5) 촬영조건

구분	장치명	피사체 두께	kVp	mA	Sec	SID	검출기 종류	기타
1차								
2차								
3차								

5. 항목별 영상 평가(image check of evaluation items)

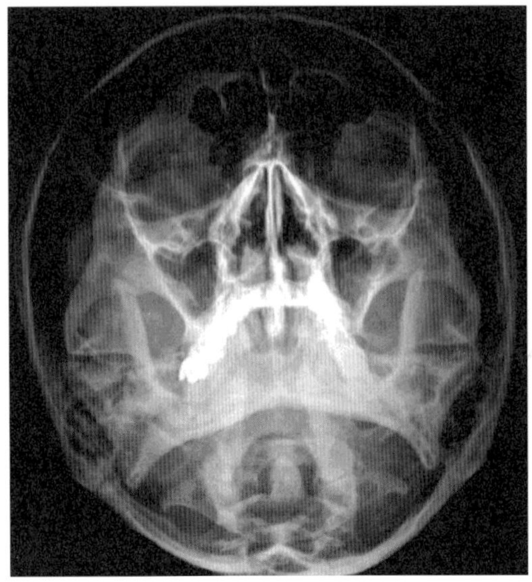

안면골 두정-비극방향 엑스선영상

평 가 항 목	5	4	3	2	1
목적하는 해부학 구조가 잘 나타났는가?					
환자(phantom)의 위치는 정확한가?					
촬영의 기하학적 조건(SID, OID, angle, etc.)을 충족하였는가?					
촬영조건(kVp, mA, sec)의 설정은 적절한가?					
영상의 농도는 적절한가?					
영상의 대조도(연부조직과 뼈의 관찰 정도)는 적절한가?					
영상의 선예도(피사체의 경계면 표현 정도)는 적절한가?					
IR면과 피사체의 방향이 균형 있게 촬영이 잘되어있는가?					
side mark의 크기 및 위치는 적절한가?					
실습영상이 진단에 유용하게 사용될 수 있겠는가?					
총 점					

6. 시나리오 영상의 평가

7. 환자유형에 따른 방사선사의 대응 (교수가 상황별 주제를 제시)

8. 결론(conclusion)

54. 비골 측방향촬영 (nasal bone lateral projection)

실 습 일	점 수
년 월 일	A B C

1. 촬영목적(purpose)

외상성 질환에 의한 코뼈(비골) 골절 유무와 연부조직(soft tissue)구조를 관찰할 수 있으며, IR 면에 최대한 밀착시켜 양쪽부위를 비교 관찰할 수 있어야 한다.

- anatomical shown :

- lesion(diagnosis) :

2. 영상해부도(anatomical structure)

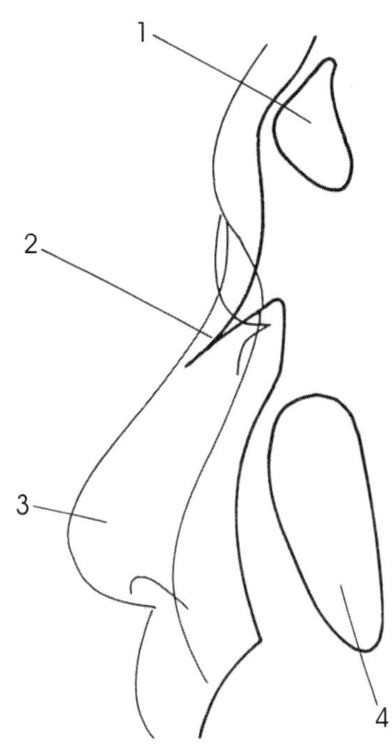

비골 측방향 엑스선영상 해부도

3. 촬영방법(method)

1) 영상크기 : 코뼈를 중심으로 머리뼈(skull)를 포함 하는 사이즈

2) 환자 촬영 방법

① 반 엎드린 자세(semiprone)나 선 자세(erect)에서 정중시상면(MSP)이 테이블면에 평행이 되도록 한다.
② 환자의 양팔은 편한 위치에 놓고 양 어깨가 동일 횡단면에 놓이도록 조정한다.
③ 촬영측 코의 중앙을 IR면 중심점에 일치시킨다.
④ 동공간선(IPL)이 IR면에 수직이고, 눈확아래귓구멍선(안와하이공선 IOML)이 IR면 횡축에 평행되게 조정해야 한다.
⑤ 중심선은 코뿌리점(비근점 nasion)에서 아래로 2.0cm점인 콧날에 수직으로 입사한다.
⑥ 치과용 IR을 사용할 때는 IR면 앞면의 하단 모서리에 촬영측 표지를 붙이고, 코 밑에 고정용구를 놓아 코, 눈확(안와), 뺨을 IR면에 닿도록 한다.
⑦ 두개부의 자세를 확인하고 촬영하는 동안 호흡은 정지하도록 한다.
⑧ 엑스선 튜브의 중앙, 피사체의 중앙 그리고 IR의 중앙을 수직선상에서 일치시킨다.
⑨ 촬영조건을 설정하고 환자의 움직임을 멈추게 하고 환자를 응시하면서 엑스선을 조사한다.

3) 중심선

- 코뿌리점에서 아래로 약 1㎝점을 향해 IR면에 대해 수직으로 입사한다.
- Direct the central ray perpendicularly to the mid point of the image receptor.

4) 촬영 point

① SID는 40인치, OID는 최소화해야 한다.
② 생식샘을 보호하고 환자 자세를 최대한 안락하게 한다.
③ 움직임이 걱정되는 환자는 두개부 고정용구를 사용하고, 머리에서 금속이나 플라스틱을 제거한다.
④ 환자의 성명을 비롯하여 좌우표시(R, L mark)가 관찰대상 부위와 겹치지 않도록 촬영되어야 한다.

5) 조별 시나리오 작성

피사체, 장비, 기구, 촬영조건, 촬영자의 실수 등을 예견하여 교과서와 다른 촬영시나리오를 작성 하여 촬영하여서 시나리오 이미지와 정상이미지를 비교하여 결론을 도출시킨다.

4. Phantom을 이용한 촬영실습

1) 영상크기 :

2) 촬영 방법

①

②

③

④

⑤

3) 중심선

-

4) 촬영 point

5) 촬영조건

구분	장치명	피사체 두께	kVp	mA	Sec	SID	검출기 종류	기타
1차								
2차								
3차								

5. 항목별 영상 평가(image check of evaluation items)

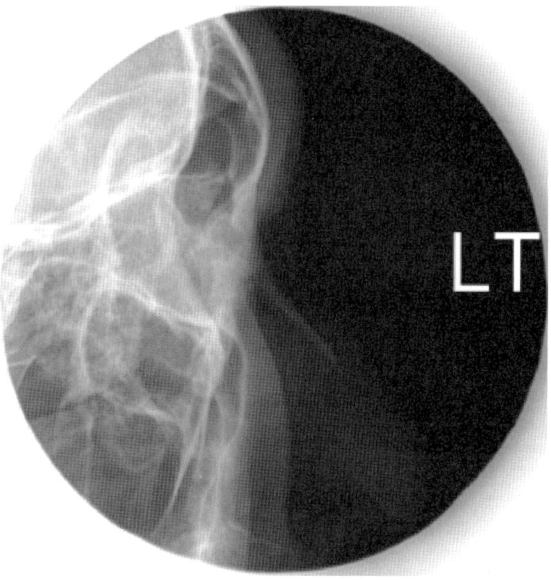

비골 측방향(왼쪽) 엑스선영상

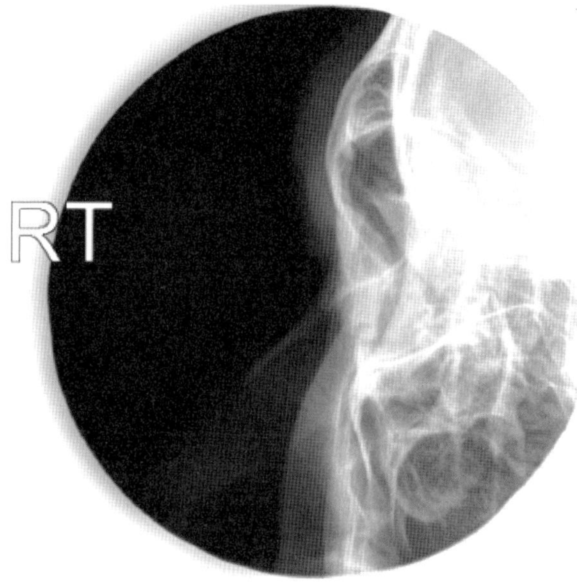

비골 측방향(오른쪽) 엑스선영상

평 가 항 목	5	4	3	2	1
목적하는 해부학 구조가 잘 나타났는가?					
환자(phantom)의 위치는 정확한가?					
촬영의 기하학적 조건(SID, OID, angle, etc.)을 충족하였는가?					
촬영조건(kVp, mA, sec)의 설정은 적절한가?					
영상의 농도는 적절한가?					
영상의 대조도(연부조직과 뼈의 관찰 정도)는 적절한가?					
영상의 선예도(피사체의 경계면 표현 정도)는 적절한가?					
IR면과 피사체의 방향이 균형 있게 촬영이 잘되어있는가?					
side mark의 크기 및 위치는 적절한가?					
실습영상이 진단에 유용하게 사용될 수 있겠는가?					
총 점					

6. 시나리오 영상의 평가

7. 환자유형에 따른 방사선사의 대응 (교수가 상황별 주제를 제시)

8. 결론(conclusion)

55. 협골궁 접선방향 촬영 (zygomatic arch tangential projection)

실 습 일	점 수
년 월 일	A B C

1. 촬영목적(purpose)

외상성 질환에 의한 광대활(협골궁)의 골절의 유무를 관찰할 수 있다.

- anatomical shown :

- lesion(diagnosis) :

2. 영상해부도(anatomical structure)

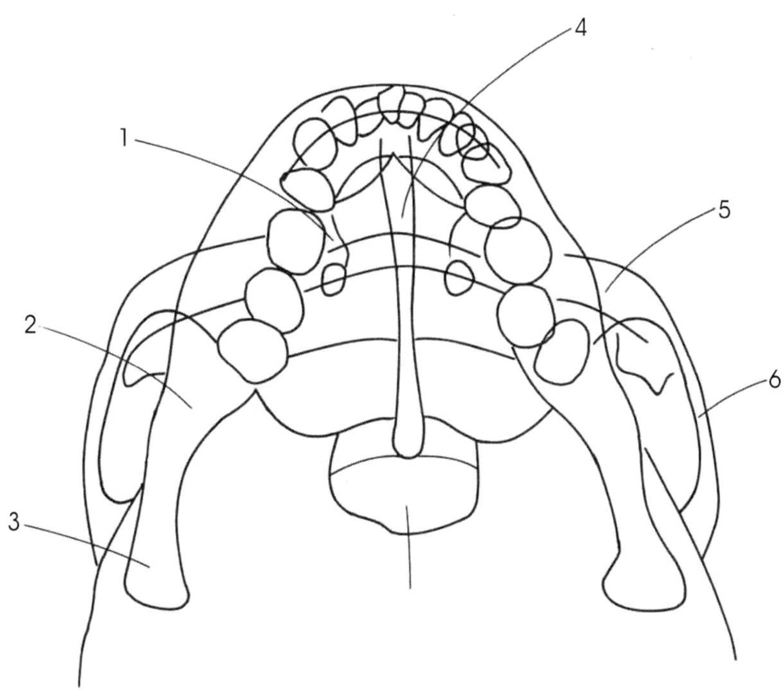

협골궁 접선방향 엑스선영상 해부도

3. 촬영방법(method)

1) 영상크기 : 양쪽 광대뼈를 포함하는 사이즈

2) 환자 촬영 방법

① 바로 누운(supine)자세나 앉은 자세로 위치시키고, 정중시상면(MSP)을 테이블 중앙선에 일치시킨다.
② 환자의 양팔은 편한 위치에 놓고 양 어깨가 동일 횡단면에 놓이도록 조정한다.
③ 바로 누운자세를 취했을 때는 머리를 완전히 뒤로 젖히기 위해 몇 개의 단단한 베개나 적당한 받침을 고여 몸통을 거상시키고 배근육을 이완시키기 위해 무릎을 구부린다.
④ 광대활(협골궁)의 장축을 지나는 눈확아래귓구멍선(안와하이공선 IOML)이 IR면에 가능한 한 평행되도록 환자의 머리를 완전히 뒤로 젖힌다.
⑤ 머리마루(두정)로 머리를 지지하고 정중시상면이 IR면에 수직되게 조정한다.
⑥ 중심선은 양측 광대활(협골궁) 사이의 중앙을 향해서 눈확아래귓구멍선(안와하이공선 IOML)에 수직으로 준다.
⑦ 머리부의 자세를 확인하고 촬영하는 동안 호흡은 정지하도록 한다.
⑧ 엑스선 튜브의 중앙, 피사체의 중앙 그리고 IR의 중앙을 수직선상에서 일치시킨다.
⑨ 촬영조건을 설정하고 환자의 움직임을 멈추게 하고 환자를 응시하면서 엑스선을 조사한다.

3) 중심선

- 양측 광대활 사이중앙을 향해 IOMKL에 대하여 수직으로 입사한다.
- Direct the central ray perpendicularly to the mid point of the image receptor.

4) 촬영 point

① SID는 40인치, OID는 최소화해야 한다.
② 생식샘을 보호하고 환자 자세를 최대한 안락하게 한다.
③ 움직임이 걱정되는 환자는 두개부 고정용구를 사용하고, 머리에서 금속이나 플라스틱을 제거한다.
④ 환자의 성명을 비롯하여 좌우표시(R, L mark)가 관찰대상 부위와 겹치지 않도록 촬영되어야 한다.

5) 조별 시나리오 작성

피사체, 장비, 기구, 촬영조건, 촬영자의 실수 등을 예견하여 교과서와 다른 촬영시나리오를 작성하여 촬영하여서 시나리오 이미지와 정상이미지를 비교하여 결론을 도출시킨다.

4. Phantom을 이용한 촬영실습

1) 영상크기 :

2) 촬영 방법

①

②

③

④

⑤

3) 중심선

-

4) 촬영 point

5) 촬영조건

구분	장치명	피사체 두께	kVp	mA	Sec	SID	검출기 종류	기타
1차								
2차								
3차								

5. 항목별 영상 평가(image check of evaluation items)

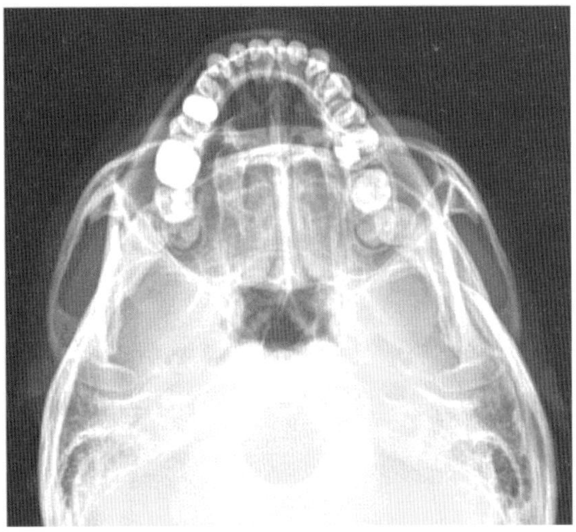

협골궁 접선방향 엑스선영상

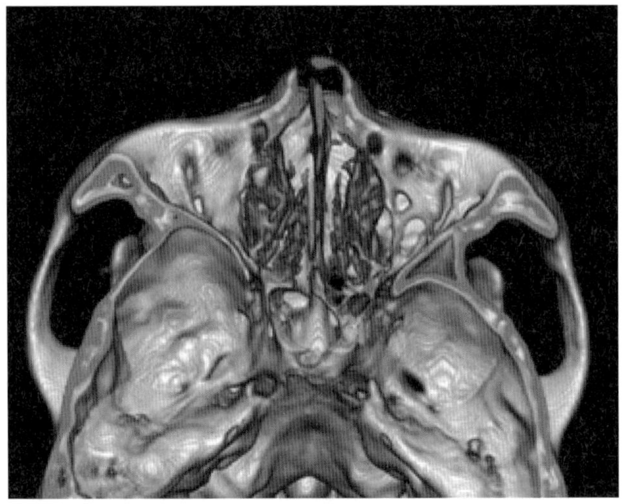

협골궁 3D 영상

평 가 항 목	5	4	3	2	1
목적하는 해부학 구조가 잘 나타났는가?					
환자(phantom)의 위치는 정확한가?					
촬영의 기하학적 조건(SID, OID, angle, etc.)을 충족하였는가?					
촬영조건(kVp, mA, sec)의 설정은 적절한가?					
영상의 농도는 적절한가?					
영상의 대조도(연부조직과 뼈의 관찰 정도)는 적절한가?					
영상의 선예도(피사체의 경계면 표현 정도)는 적절한가?					
IR면과 피사체의 방향이 균형 있게 촬영이 잘되어있는가?					
side mark의 크기 및 위치는 적절한가?					
실습영상이 진단에 유용하게 사용될 수 있겠는가?					
총 점					

6. 시나리오 영상의 평가

7. 환자유형에 따른 방사선사의 대응 (교수가 상황별 주제를 제시)

8. 결론(conclusion)

56. 하악골 후전방향 촬영 (mandible PA projection)

실 습 일			점 수
년	월	일	A B C

1. 촬영목적(purpose)

턱뼈가지(하악지, mandible rami)와 턱뼈몸통(하악체부 mandible body)의 골절 및 턱관절(악관절 temporomandibular joint)병변의 유무를 관찰할 수 있다..

- anatomical shown :

- lesion(diagnosis) :

2. 영상해부도(anatomical structure)

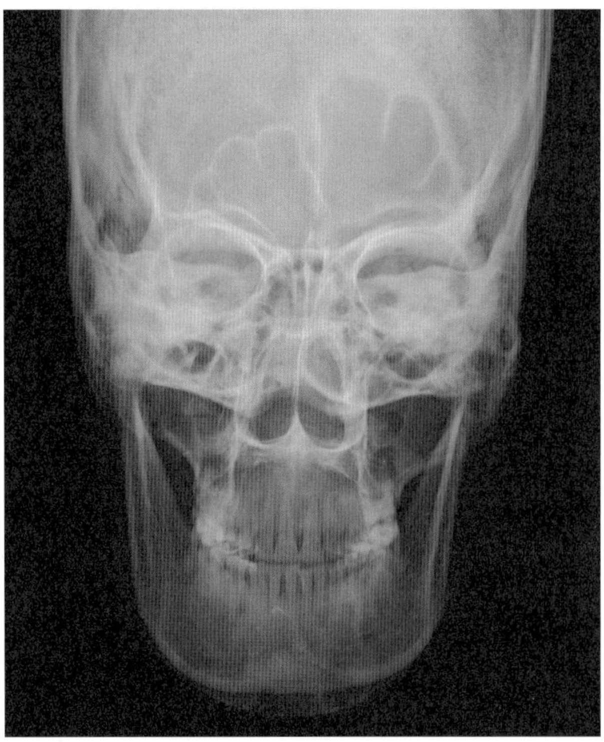

하악골 후전축방향 촬영 엑스선영상

3. 촬영방법(method)

1) 영상크기 : 하악골을 포함하는 사이즈

2) 환자 촬영 방법

① 엎드린 자세(prone)나 앉은 자세(seated)를 취하고, 정중시상면(MSP)을 테이블 중앙선에 일치시킨다.
② 환자의 양팔은 편한 위치에 놓고 양 어깨가 동일 횡단면에 놓이도록 조정한다.
③ 코와 턱으로 머리를 고정하고,
  - 턱뼈몸통을 보기 위해서는 IR면 중앙부에 입술을 댄다.
  - 턱뼈가지(하악지)와 턱관절을 보기 위해서는 IR면 중앙부에 코끝을 놓는다.
④ 머리의 정중시상면이 IR면 중앙선과 일치하게 하여 턱과 코로 머리를 고정하고 턱뼈결합부 전면이 IR면에 평행되게 한다. 또한 팔꿈치를 90° 구부려 상체를 지지한다.
⑤ 머리부의 자세를 확인하고 촬영하는 동안 호흡은 정지하도록 한다.
⑥ side mark를 놓는다.
⑦ 환자의 피폭을 최소화하기 위해 조사면을 영상크기에 알맞게 조절한다.
⑧ 엑스선 튜브의 중앙, 피사체의 중앙 그리고 IR의 중앙을 수직선상에서 일치시킨다.
⑨ 촬영조건을 설정하고 환자의 움직임을 멈추게 하고 환자를 응시하면서 엑스선을 조사한다.

3) 중심선

- 턱뼈몸통을 보기위해서는 IR면 중앙에 수직으로 입사한다.
- 턱뼈가지와 턱관절을 보기위해서는 머리쪽으로 30° 되게 양쪽 턱관절사이의 중간점으로 입사한다.

4) 촬영 point

① SID는 40인치, OID는 최소화해야 한다.
② 생식샘을 보호하고 환자 자세를 최대한 안락하게 한다.
③ 움직임이 걱정되는 환자는 머리 고정용구를 사용하고, 머리에서 금속이나 플라스틱을 제거한다.
④ 환자의 성명을 비롯하여 좌우표시(R, L mark)가 관찰대상 부위와 겹치지 않도록 촬영되어야 한다.

5) 조별 시나리오 작성

피사체, 장비, 기구, 촬영조건, 촬영자의 실수 등을 예견하여 교과서와 다른 촬영시나리오를 작성하여 촬영하여서 시나리오 이미지와 정상이미지를 비교하여 결론을 도출시킨다.

4. Phantom을 이용한 촬영실습

1) 영상크기 :

2) 촬영 방법

①

②

③

④

⑤

3) 중심선

-

4) 촬영 point

5) 촬영조건

구분	장치명	피사체 두께	kVp	mA	Sec	SID	검출기 종류	기타
1차								
2차								
3차								

5. 항목별 영상 평가(image check of evaluation items)

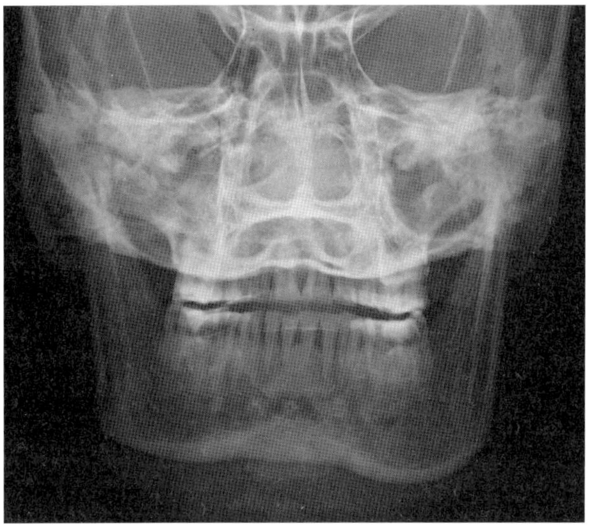

하악골 후전방향(수직) 엑스선영상

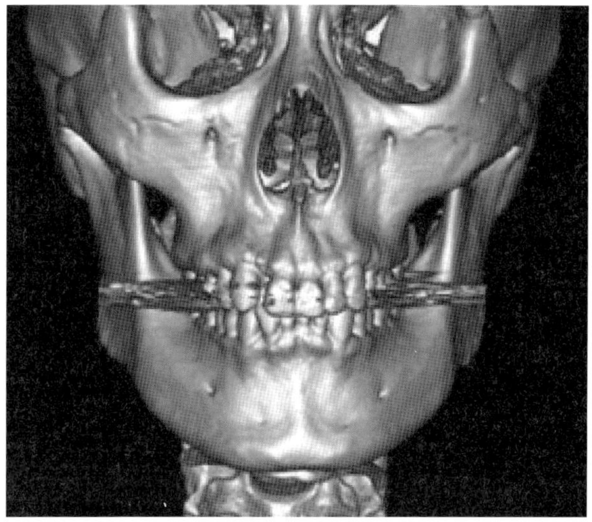

하악골 3D 영상

평 가 항 목	5	4	3	2	1
목적하는 해부학 구조가 잘 나타났는가?					
환자(phantom)의 위치는 정확한가?					
촬영의 기하학적 조건(SID, OID, angle, etc.)을 충족하였는가?					
촬영조건(kVp, mA, sec)의 설정은 적절한가?					
영상의 농도는 적절한가?					
영상의 대조도(연부조직과 뼈의 관찰 정도)는 적절한가?					
영상의 선예도(피사체의 경계면 표현 정도)는 적절한가?					
IR면과 피사체의 방향이 균형 있게 촬영이 잘되어있는가?					
side mark의 크기 및 위치는 적절한가?					
실습영상이 진단에 유용하게 사용될 수 있겠는가?					
총 점					

6. 시나리오 영상의 평가

7. 환자유형에 따른 방사선사의 대응 (교수가 상황별 주제를 제시)

8. 결론(conclusion)

57. 하악골 전후 축측방향 촬영 (mandible AP axiolateral projection)

실 습 일	점 수
년 월 일	A B C

1. 촬영목적(purpose)

턱몸통뼈와 턱뼈가지의 축측방향으로 촬영된 영상에서 해부학적인 구조와 병변유무를 관찰한다.

- anatomical shown :

- lesion(diagnosis) :

2. 영상해부도(anatomical structure)

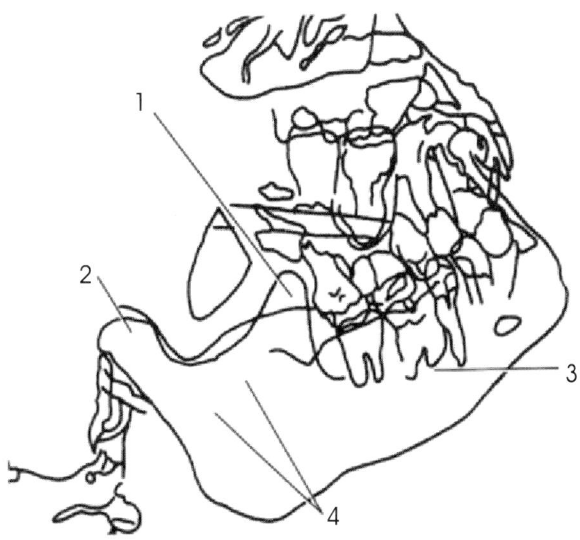

하악골 전후축측방향 엑스선영상해부도

3. 촬영방법(method)

1) 영상크기 : 하악골을 포함하는 사이즈

2) 환자 촬영 방법

① 환자는 반쯤 누운자세로 한다.
② 머리를 촬영측으로 돌려 최대한 IR면에 턱의 측면을 밀착시킨다.
③ 턱뼈가지와 목뼈가 겹치지 않도록 턱을 앞으로 민다.
④ 머리를 고정하하여 움직임에 유의한다
⑤ 움직임 방지를 위하여 호흡은 멈춘다
⑥ side mark를 놓는다.
⑦ 환자의 피폭을 최소화하기 위해 조사면을 영상크기에 알맞게 조절한다.
⑧ 엑스선 튜브의 중앙, 피사체의 중앙 그리고 IR의 중앙을 일직선상에서 일치시킨다.
⑨ 촬영조건을 설정하고 환자의 움직임을 멈추게 하고 환자를 응시하면서 엑스선을 조사한다.

3) 중심선

- 검사쪽 턱뼈 몸통의 중앙점을 향해 머리쪽으로 20~25°로 입사한다.
- Direct the central ray perpendicularly to the mid point of the image receptor at an angle of 25 degrees cephalad.

4) 촬영 point

① SID는 40인치, OID는 최소화해야 한다.
② 생식샘을 보호하고 환자 자세를 최대한 안락하게 한다.
③ 움직임이 걱정되는 환자는 머리부 고정용구를 사용하고, 머리에서 금속이나 플라스틱을 제거한다.
④ 환자의 성명을 비롯하여 좌우표시(R, L mark)가 관찰대상 부위와 겹치지 않도록 촬영되어야 한다.

5) 조별 시나리오 작성

피사체, 장비, 기구, 촬영조건, 촬영자의 실수 등을 예견하여 교과서와 다른 촬영시나리오를 작성하여 촬영하여서 시나리오 이미지와 정상이미지를 비교하여 결론을 도출시킨다.

4. Phantom을 이용한 촬영실습

1) 영상크기 :

2) 촬영 방법

①

②

③

④

⑤

3) 중심선

-

4) 촬영 point

5) 촬영조건

구분	장치명	피사체 두께	kVp	mA	Sec	SID	검출기 종류	기타
1차								
2차								
3차								

5. 항목별 영상 평가(image check of evaluation items)

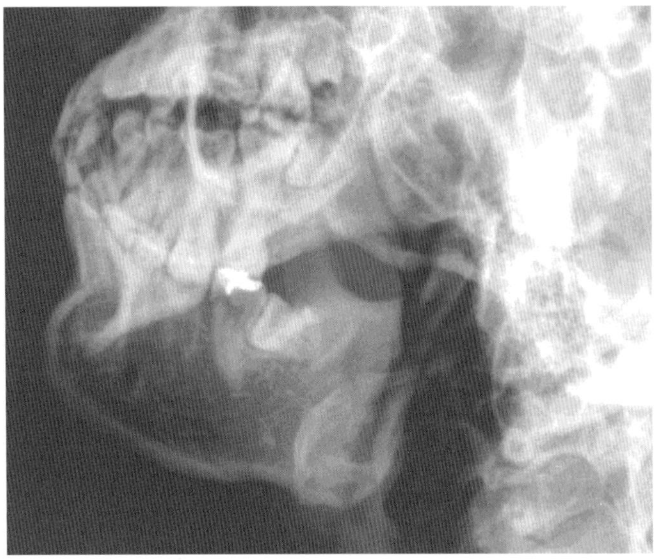

하악골 전후축측사방향 엑스선영상

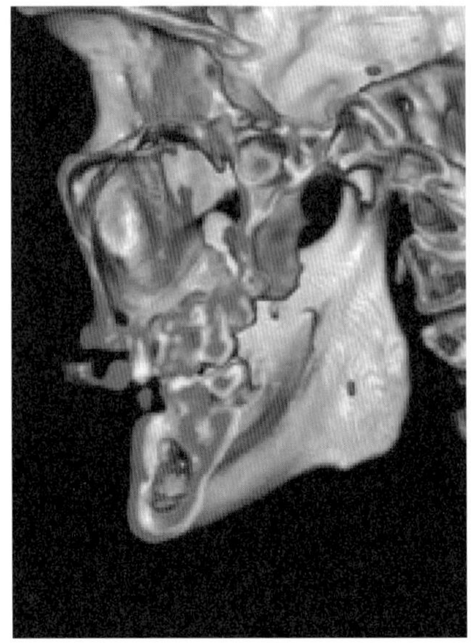

하악골 측방향 3D 영상

평 가 항 목	5	4	3	2	1
목적하는 해부학 구조가 잘 나타났는가?					
환자(phantom)의 위치는 정확한가?					
촬영의 기하학적 조건(SID, OID, angle, etc.)을 충족하였는가?					
촬영조건(kVp, mA, sec)의 설정은 적절한가?					
영상의 농도는 적절한가?					
영상의 대조도(연부조직과 뼈의 관찰 정도)는 적절한가?					
영상의 선예도(피사체의 경계면 표현 정도)는 적절한가?					
IR면과 피사체의 방향이 균형 있게 촬영이 잘되어있는가?					
side mark의 크기 및 위치는 적절한가?					
실습영상이 진단에 유용하게 사용될 수 있겠는가?					
총 점					

6. 시나리오 영상의 평가

7. 환자유형에 따른 방사선사의 대응 (교수가 상황별 주제를 제시)

8. 결론(conclusion)

58. 악관절 축측방향 촬영 (temporomandibular(T-M) joint axiolateral projection)

실 습 일	점 수
년 월 일	A B C

1. 촬영목적(purpose)

입을 다문상태(closed mouth)와 입을 벌린상태(open mouth)로 촬영하여 턱관절(악관절 temporomandibular joint)기능을 관찰하기 위함이다.

- anatomical shown :

- lesion(diagnosis) :

2. 영상해부도(anatomical structure)

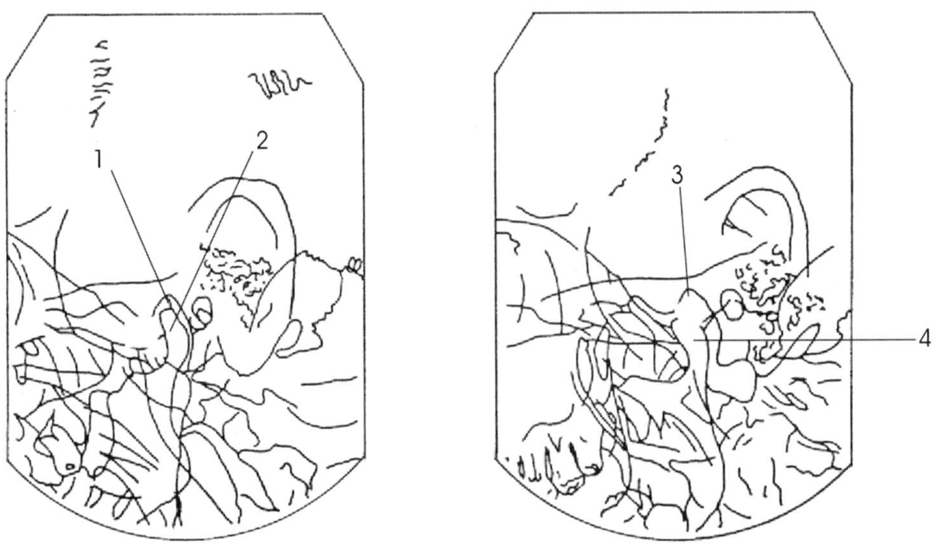

악관절 축측사방향 엑스선영상 해부도

3. 촬영방법(method)

1) 영상크기 : 턱관절(T-M joint)을 중심으로 머리뼈(skull)를 포함 하는 사이즈

2) 환자 촬영 방법

① 반 엎드린 자세(semiprone)나 앉은 자세(seated)를 취한다.
(금기사항이 없는 한 입을 벌리고 또한 입을 다물고 촬영한다.)
② 환자의 양팔은 편한 위치에 놓고 양 어깨가 동일 횡단면에 놓이도록 조정한다.
③ 양측 바깥귀길(외이도 EAM)에서 아래쪽으로 2.5cm, 앞쪽으로 1.3cm 지점에 표시한다.
④ 표시한 점을 IR면 중앙에 오게 하고 MSP가 IR면에 평행하고 IPL이 IR면에 수직이 되도록 머리를 조정한다.
⑤ 환자의 머리는 IR면에 정중시상면이 평행되게 하고 동공간선(IPL)이 수직되게 조정한다.
⑥ 중심선은 발쪽을 향해 25~30°로 턱관절을 지나가게 한다. 입사점은 촬영 반대쪽 머리마루(두정)부에서 촬영측 턱관절을 지나게 한다.
⑦ 두개부의 자세를 확인하고 촬영하는 동안 호흡은 정지하도록 한다.
⑧ 엑스선 튜브의 중앙, 피사체의 중앙 그리고 IR의 중앙을 수직선상에서 일치시킨다.
⑨ 촬영조건을 설정하고 환자의 움직임을 멈추게 하고 환자를 응시하면서 엑스선을 조사한다.

3) 중심선

- 검사쪽 턱관절을 향해 발쪽으로 25~30°로 입사한다.
- Direct the central ray mid point of the image receptor at an angle of 25 degrees caudad.

4) 촬영 point

① SID는 40인치, OID는 최소화해야 한다.
② 조사야를 최소로 줄이고, 생식샘 보호 및 환자 자세를 최대한 안락하게 한다.
③ 움직임이 걱정되는 환자는 두개부 고정용구를 사용하고, 머리에서 금속이나 플라스틱을 제거한다.
④ 환자의 성명을 비롯하여 좌우표시(R, L mark)와 한 입을 벌리(open mouth)고 또한 입을 다문(closed mouth)표시가 촬영되어 관찰대상 부위와 겹치지 않도록 촬영되어야 한다.

5) 조별 시나리오 작성

피사체, 장비, 기구, 촬영조건, 촬영자의 실수 등을 예견하여 교과서와 다른 촬영시나리오를 작성하여 촬영하여서 시나리오 이미지와 정상이미지를 비교하여 결론을 도출시킨다.

4. Phantom을 이용한 촬영실습

1) 영상크기 :

2) 촬영 방법

①

②

③

④

⑤

3) 중심선

-

4) 촬영 point

5) 촬영조건

구분	장치명	피사체 두께	kVp	mA	Sec	SID	검출기 종류	기타
1차								
2차								
3차								

5. 항목별 영상 평가(image check of evaluation items)

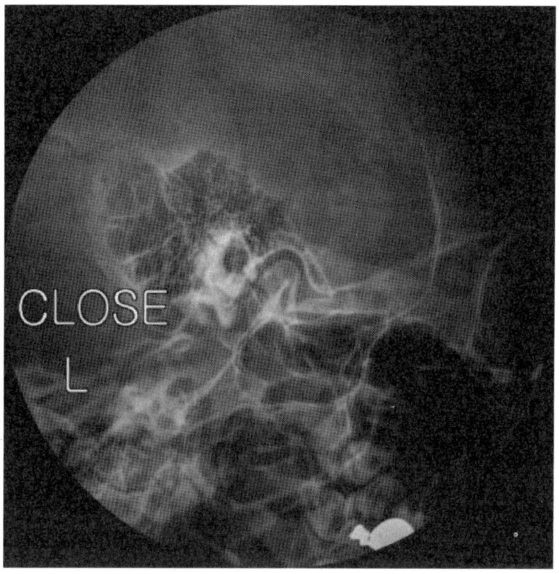

악관절 축측방향 촬영 엑스선영상
(closed mouth close)

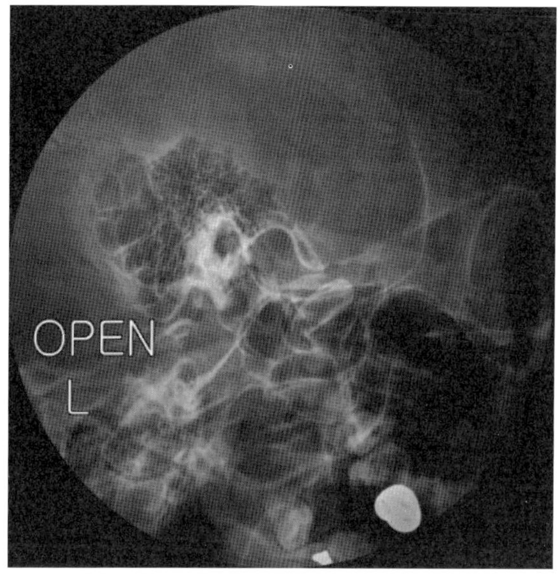

악관절 축측방향 촬영 엑스선영상
(open mouth open)

평 가 항 목	5	4	3	2	1
목적하는 해부학 구조가 잘 나타났는가?					
환자(phantom)의 위치는 정확한가?					
촬영의 기하학적 조건(SID, OID, angle, etc.)을 충족하였는가?					
촬영조건(kVp, mA, sec)의 설정은 적절한가?					
영상의 농도는 적절한가?					
영상의 대조도(연부조직과 뼈의 관찰 정도)는 적절한가?					
영상의 선예도(피사체의 경계면 표현 정도)는 적절한가?					
IR면과 피사체의 방향이 균형 있게 촬영이 잘되어있는가?					
side mark의 크기 및 위치는 적절한가?					
실습영상이 진단에 유용하게 사용될 수 있겠는가?					
총 점					

6. 시나리오 영상의 평가

7. 환자유형에 따른 방사선사의 대응 (교수가 상황별 주제를 제시)

8. 결론(conclusion)

59. 부비강 측방향 촬영 (paranasal sinuses lateral projection)

실 습 일	점 수
년 월 일	A B C

1. 촬영목적(purpose)

외상에 의한 머리뼈의 골절과 머리덮개뼈(두개관 calvaria)의 전벽과 측벽, 볏돌기(계관 crista galli), 관자우묵(측두와 temporal fossae), 이마굴(전두동 frontal sinus), 앞벌집굴(전사골동 ethmoid sinus)을 관찰하기 위함이다.

- anatomical shown :

- lesion(diagnosis) :

2. 영상해부도(anatomical structure)

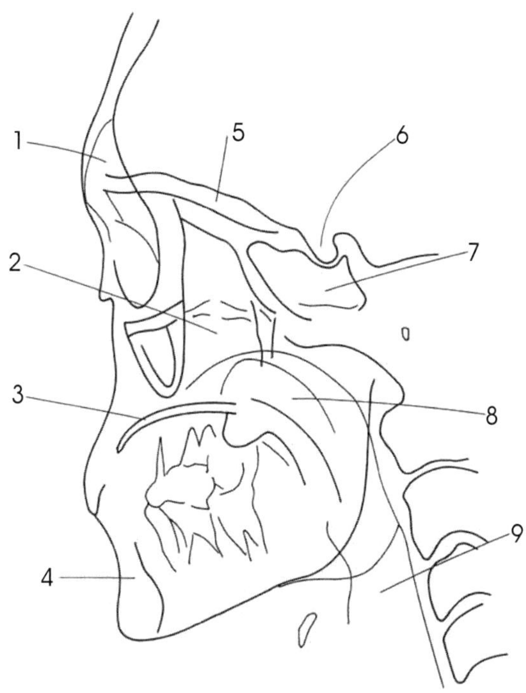

부비강 측방향 엑스선영상 해부도

3. 촬영방법(method)

1) 영상크기 : 코곁굴(paranasal sinus)의 측면이 모두 포함되는 사이즈

2) 환자 촬영 방법

① 앉은 자세(seated erect)에서 머리는 정측면 자세가 되게 조정한다.
② 환자의 양팔은 편한 위치에 놓고 양 어깨가 동일 횡단면에 놓이도록 조정한다.
③ 머리의 정중시상면(MSP)이 테이블면과 평행되게 한다.
④ IPL이 IR면에 수직이고, IOML이 IR면 횡축에 평행되게 조정해야 한다.
⑤ IR면 중앙에 촬영측 외안각에서 뒤로 약 1.3cm 지점이 오게 한다.
⑥ 중심선은 바깥귀길(외이도)과 가쪽눈구석(외안각) 사이의 중심에 광대뼈(협골)쪽으로 입사한다 (입사점은 촬영반대측 가쪽눈구석(외안각)에서 뒤로 1.3~ 2.5cm 지점으로 한다.)
⑦ 귀바퀴(이개, auricle)를 앞으로 접으면 귀의 연골이 꼭지벌집(유돌봉소 mastoid cells)와 겹치는 것을 피할 수 있다.
⑧ 엑스선 튜브의 중앙, 피사체의 중앙 그리고 IR의 중앙을 수직선상에서 일치시킨다.
⑨ 촬영조건을 설정하고 환자의 움직임을 멈추게 하고 환자를 응시하면서 엑스선을 조사한다.

3) 중심선

- 검사 반대쪽 가쪽눈구석에서 뒤로 약 2cm지점을 향해 수직으로 입사한다.
- Direct the central ray perpendicularly to the mid point of the image receptor.

4) 촬영 point

① SID는 40인치, OID는 최소화해야 한다.
② 조사야를 최소로 줄이고, 생식샘 보호 및 환자 자세를 최대한 안락하게 한다.
③ 움직임이 걱정되는 환자는 두개부 고정용구를 사용하고, 머리에서 금속이나 플라스틱을 제거한다.
④ 환자의 성명을 비롯하여 좌우표시(R, L mark)가 관찰대상 부위와 겹치지 않도록 촬영되어야 한다.
⑤ 수술전 계측에 사용될 때는 정확하게 옆방향 촬영이 되어야 한다.

5) 조별 시나리오 작성

피사체, 장비, 기구, 촬영조건, 촬영자의 실수 등을 예견하여 교과서와 다른 촬영시나리오를 작성하여 촬영하여서 시나리오 이미지와 정상이미지를 비교하여 결론을 도출시킨다.

4. Phantom을 이용한 촬영실습

1) 영상크기 :

2) 촬영 방법

①

②

③

④

⑤

3) 중심선

-

4) 촬영 point

5) 촬영조건

구분	장치명	피사체 두께	kVp	mA	Sec	SID	검출기 종류	기타
1차								
2차								
3차								

5. 항목별 영상 평가(image check of evaluation items)

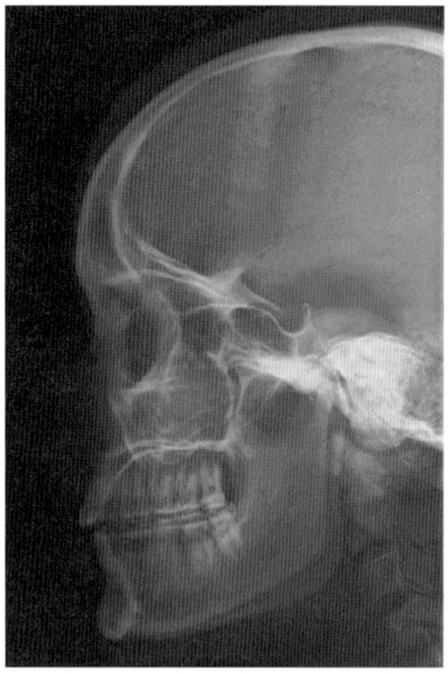

부비강 측방향 엑스선영상

평 가 항 목	5	4	3	2	1
목적하는 해부학 구조가 잘 나타났는가?					
환자(phantom)의 위치는 정확한가?					
촬영의 기하학적 조건(SID, OID, angle, etc.)을 충족하였는가?					
촬영조건(kVp, mA, sec)의 설정은 적절한가?					
영상의 농도는 적절한가?					
영상의 대조도(연부조직과 뼈의 관찰 정도)는 적절한가?					
영상의 선예도(피사체의 경계면 표현 정도)는 적절한가?					
IR면과 피사체의 방향이 균형 있게 촬영이 잘되어있는가?					
side mark의 크기 및 위치는 적절한가?					
실습영상이 진단에 유용하게 사용될 수 있겠는가?					
총 점					

6. 시나리오 영상의 평가

7. 환자유형에 따른 방사선사의 대응 (교수가 상황별 주제를 제시)

8. 결론(conclusion)

60. 부비강 두정비극방향 촬영 (paranasal sinuses parieto-acanthial projection) Waters법

실 습 일	점 수
년 월 일	A B C

1. 촬영목적(purpose)

코곁굴(부비강) 중 이마굴(전두동 frontal sinus), 위턱굴(상악동 maxillary sinus) 등의 병변의 유무를 관찰할 수 있고 특히 위턱굴의 액체를 잘 관찰할 수 있다. 또한 Waters법은 머리를 뒤로 제쳐서 희게 나타나는 추체상 바로 위에 위턱굴 바닥이 나타나야 한다.

- anatomical shown :

- lesion(diagnosis) :

2. 영상해부도(anatomical structure)

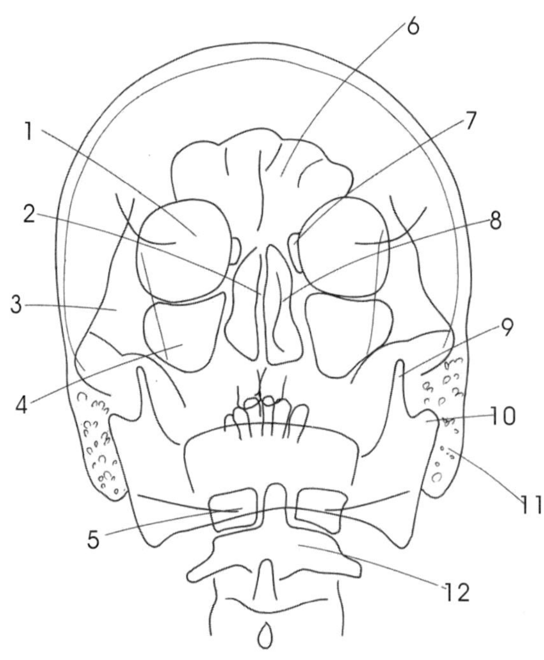

부비강 두정-비극방향 엑스선영상 해부도

3. 촬영방법(method)

1) 영상크기 : 코곁굴을 중심으로 머리뼈(skull)를 포함 하는 사이즈

2) 환자 촬영 방법

① 뒤앞자세에서 앉은(seated erect)자세를 취하고, 정중시상면(MSP)을 테이블 중앙선에 일치시킨다.

② 환자의 양팔은 편한 위치에 놓고 양 어깨가 동일 횡단면에 놓이도록 조정한다.

③ 머리를 뒤로 젖혀서 정확한 자세를 취하고 IR면 중앙에 앞코융기점(전비극점 acanthion)이 일치하게 한다.

④ 머리는 턱으로 지지하고 정중시상면이 IR면에 수직되게 조정한다.

⑤ 눈확귓구멍선(안와이공선 OML)이 IR면과 37° 되게 머리를 조정한다.

⑥ 하악이공선(MML)이 테이블면에 거의 수직이 되게 하고, 코가시점(비극점)이 IR면 중앙에 오도록 한다. 중심선은 코가시점에 수직이 되도록 조정한다.

⑦ 두개부의 자세를 확인하고 촬영하는 동안 호흡은 정지하도록 한다.

⑧ 엑스선 튜브의 중앙, 피사체의 중앙 그리고 IR의 중앙을 수직선상에서 일치시킨다.

⑨ 촬영조건을 설정하고 환자의 움직임을 멈추게 하고 환자를 응시하면서 엑스선을 조사한다.

3) 중심선

- 코끝점(acanthion)을 향해 IR면에 수평으로 입사한다.(horizontal beam)
- Direct the central ray perpendicularly to the mid point of the image receptor.

4) 촬영 point

① SID는 40인치, OID는 최소화해야 한다.

② 조사야를 최소로 줄이고, 생식샘 보호 및 환자 자세를 최대한 안락하게 한다.

③ 움직임이 걱정되는 환자는 두개부 고정용구를 사용하고, 머리에서 금속이나 플라스틱을 제거한다.

④ 환자의 성명을 비롯하여 좌우표시(R, L mark)가 관찰대상 부위와 겹치지 않도록 촬영되어야 한다.

5) 조별 시나리오 작성

피사체, 장비, 기구, 촬영조건, 촬영자의 실수 등을 예견하여 교과서와 다른 촬영시나리오를 작성하여 촬영하여서 시나리오 이미지와 정상이미지를 비교하여 결론을 도출시킨다.

4. Phantom을 이용한 촬영실습

1) 영상크기 :

2) 촬영 방법

①

②

③

④

⑤

3) 중심선

-

4) 촬영 point

5) 촬영조건

구분	장치명	피사체 두께	kVp	mA	Sec	SID	검출기 종류	기타
1차								
2차								
3차								

5. 항목별 영상 평가(image check of evaluation items)

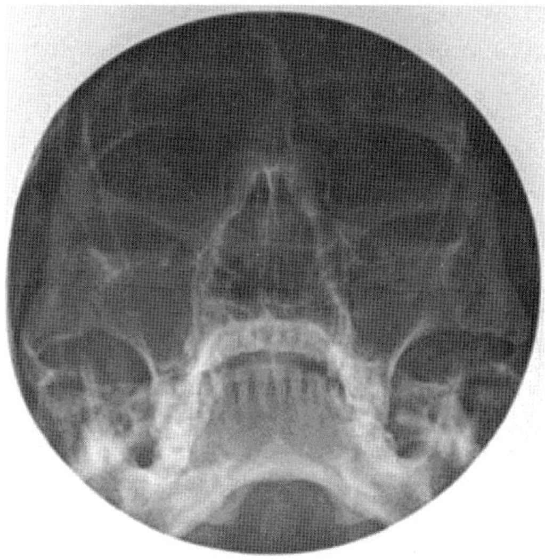

부비강 두정-비극방향 엑스선영상

평 가 항 목	5	4	3	2	1
목적하는 해부학 구조가 잘 나타났는가?					
환자(phantom)의 위치는 정확한가?					
촬영의 기하학적 조건(SID, OID, angle, etc.)을 충족하였는가?					
촬영조건(kVp, mA, sec)의 설정은 적절한가?					
영상의 농도는 적절한가?					
영상의 대조도(연부조직과 뼈의 관찰 정도)는 적절한가?					
영상의 선예도(피사체의 경계면 표현 정도)는 적절한가?					
IR면과 피사체의 방향이 균형 있게 촬영이 잘되어있는가?					
side mark의 크기 및 위치는 적절한가?					
실습영상이 진단에 유용하게 사용될 수 있겠는가?					
총 점					

6. 시나리오 영상의 평가

7. 환자유형에 따른 방사선사의 대응 (교수가 상황별 주제를 제시)

8. 결론(conclusion)

61. 부비강 후전 축방향 촬영 (paranasal sinuses PA axial projection) Caldwell법

실 습 일	점 수
년 월 일	A B C

1. 촬영목적(purpose)

이마굴(전두동 frontal sinus), 앞벌집굴(전사골동 anterior ethmoid sinus)을 관찰하기 위함이다.

– anatomical shown :

– lesion(diagnosis) :

2. 영상해부도(anatomical structure)

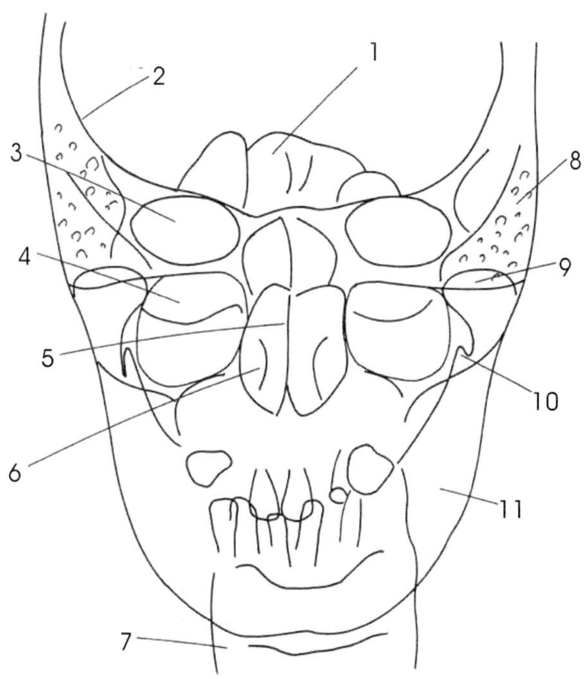

부비강 후전축방향 엑스선영상 해부도

3. 촬영방법(method)

1) 영상크기 : 코곁굴을 중심으로 머리뼈(skull)를 포함 하는 사이즈

2) 환자 촬영 방법

① 앉은 자세나 입위자세로 하고 정중시상면(MSP)을 테이블 중앙선에 일치시킨다.
② 환자의 양팔은 편한 위치에 놓고 양 어깨가 동일 횡단면에 놓이도록 조정한다.
③ 수직격자 장치를 15°로 하든지, 수직격자 장치에 환자의 머리를 15°로 유지하여 가능하면 중심선이 수평하게 입사하도록 해야 한다.(air-fluid level을 보기위함)
④ 정중시상면(MSP)과 눈확귓구멍선(안와이공선 OML)이 IR면에 수직되게 조정해야 한다.
⑤ 환자의 양팔은 편한 위치에 놓고 양 어깨가 동일한 횡단면에 놓이도록 조정한다.
⑥ 두개부의 자세를 확인하고 촬영하는 동안 호흡은 정지하도록 한다.
참고) GML과 OML이 앞쪽으로 8° 정도 벌어졌기 때문에 첫째 GML에 대해 23° 둘째 OML에 대해 15°가 되게 중심 엑스선을 촬영한다.
⑦ side mark를 놓는다.
⑧ 환자의 피폭을 최소화하기 위해 조사면을 영상크기에 알맞게 조절한다.
⑨ 엑스선 튜브의 중앙, 피사체의 중앙 그리고 IR의 중앙을 수직선상에서 일치시킨다.
⑩ 촬영조건을 설정하고 환자의 움직임을 멈추게 하고 환자를 응시하면서 엑스선을 조사한다.

3) 중심선

- 코뿌리점을 향해 OML이 수직일 때 15°를 발쪽으로 입사한다.
- Direct the central ray to the glabella at an angle of 15 degrees caudad to the OML.

4) 촬영 point

① SID는 40인치, OID는 최소화해야 한다.
② 조사야를 최소로 줄이고, 생식샘 보호 및 환자 자세를 최대한 안락하게 한다.
③ 움직임이 걱정되는 환자는 두개부 고정용구를 사용하고, 머리에서 금속이나 플라스틱을 제거한다.
④ 환자의 성명을 비롯하여 좌우표시(R, L mark)가 관찰대상 부위와 겹치지 않도록 촬영되어야 한다.

5) 조별 시나리오 작성

피사체, 장비, 기구, 촬영조건, 촬영자의 실수 등을 예견하여 교과서와 다른 촬영시나리오를 작성하여 촬영하여서 시나리오 이미지와 정상이미지를 비교하여 결론을 도출시킨다.

4. Phantom을 이용한 촬영실습

1) 영상크기 :

2) 촬영 방법

①

②

③

④

⑤

3) 중심선

-

4) 촬영 point

5) 촬영조건

구분	장치명	피사체 두께	kVp	mA	Sec	SID	검출기 종류	기타
1차								
2차								
3차								

5. 항목별 영상 평가(image check of evaluation items)

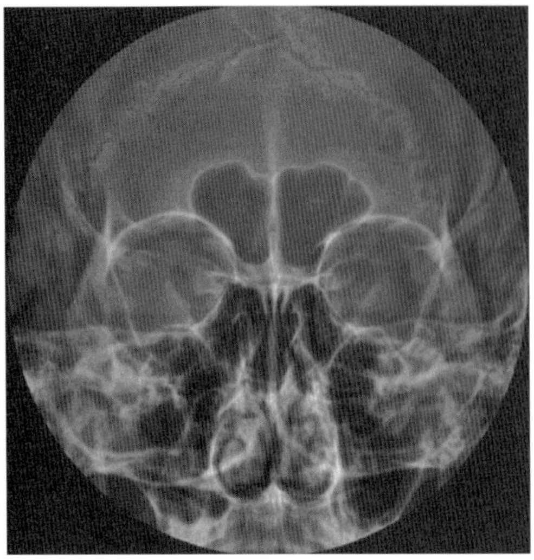

부비강 후전축방향 엑스선영상
(OML의 수직일 때 15°)

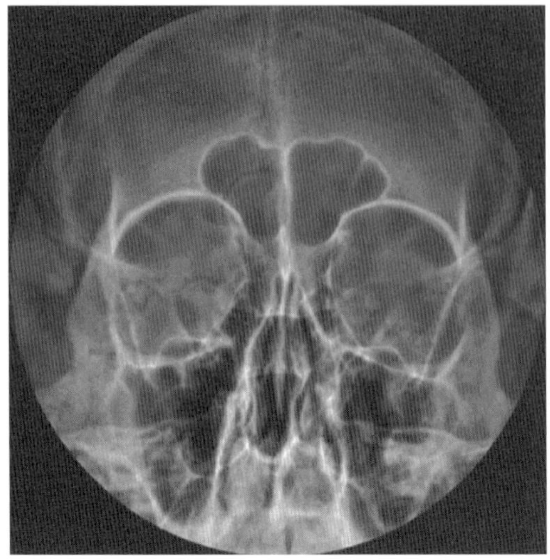

부비강 후전축방향 엑스선영상
(GML의 수직일 때 23°)

평 가 항 목	5	4	3	2	1
목적하는 해부학 구조가 잘 나타났는가?					
환자(phantom)의 위치는 정확한가?					
촬영의 기하학적 조건(SID, OID, angle, etc.)을 충족하였는가?					
촬영조건(kVp, mA, sec)의 설정은 적절한가?					
영상의 농도는 적절한가?					
영상의 대조도(연부조직과 뼈의 관찰 정도)는 적절한가?					
영상의 선예도(피사체의 경계면 표현 정도)는 적절한가?					
IR면과 피사체의 방향이 균형 있게 촬영이 잘되어있는가?					
side mark의 크기 및 위치는 적절한가?					
실습영상이 진단에 유용하게 사용될 수 있겠는가?					
총 점					

6. 시나리오 영상의 평가

7. 환자유형에 따른 방사선사의 대응 (교수가 상황별 주제를 제시)

8. 결론(conclusion)

62. 유양돌기 축측사방향 촬영 (mastoid process axiolateral oblique projection) Law법

실 습 일	점 수
년 월 일	A B C

1. 촬영목적(purpose)

염증 및 종양에 의한 바깥귀길(외이도), 고실, 꼭지벌집(유돌봉소), 턱관절 등의 병변의 유무를 관찰할 수 있다.

- anatomical shown :

- lesion(diagnosis) :

2. 영상해부도(anatomical structure)

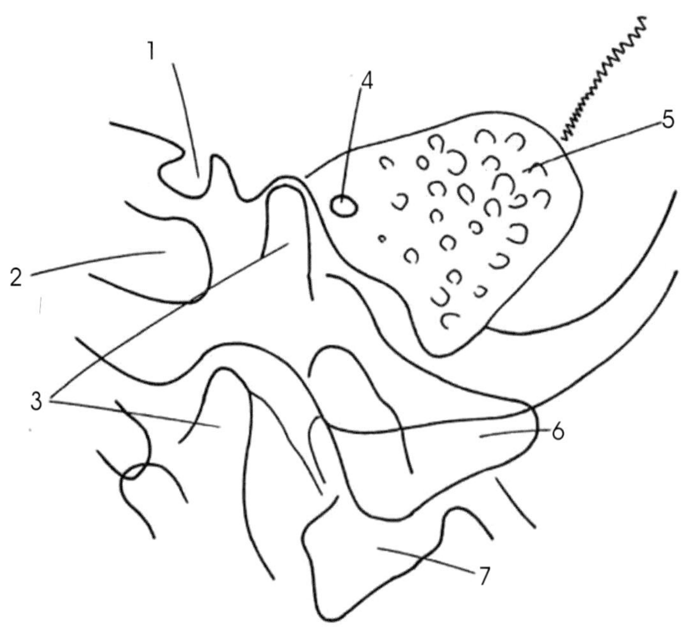

유양돌기 축측사방향 엑스선영상 해부도

3. 촬영방법(method)

1) 영상크기 : 꼭지돌기(mastoid process)를 중심으로 주변 머리뼈(skull)를 포함 하는 사이즈

2) 환자 촬영 방법(엑스선관 단일각도법 기준 : single tube - angulation method)

① 엎드린(prone) 자세나 앉은(seated erect)자세를 취하고, 바깥귀길에서 뒤로 2.5cm 지점에 표시하고 이점을 IR면 중앙점에 맞춘다.
② 환자의 양팔은 편한 위치에 놓고 양 어깨가 동일 횡단면에 놓이도록 조정한다.
③ 정중시상면(MSP)이 테이블면에 대해 15°되게 하고 눈확아래귓구멍선(안와하이공선 IOML)이 IR면 횡축에 평행되게 한다.
④ 중심선은 IR면 중앙을 향해 발쪽으로 15° 준다.(입사점은 촬영 반대측 바깥귀길(외이도)에서 약 뒤로 5cm, 위로 5cm지점이 되게 한다.
⑤ 귀바퀴(이개, auricle)를 앞으로 접으면 귀의 물렁뼈(연골)이 꼭지벌집(유돌봉소 mastoid cells)와 겹치는 것을 피할 수 있다.
⑥ 두개부의 자세를 확인하고 촬영하는 동안 호흡은 정지하도록 한다.
⑦ side mark를 놓는다.
⑧ 환자의 피폭을 최소화하기 위해 조사면을 영상크기에 알맞게 조절한다.
⑨ 엑스선 튜브의 중앙, 피사체의 중앙 그리고 IR의 중앙을 수직선상에서 일치시킨다.
⑩ 촬영조건을 설정하고 환자의 움직임을 멈추게 하고 환자를 응시하면서 엑스선을 조사한다.

3) 중심선

- 검사쪽 꼭지돌기를 향해 발쪽으로 15° 입사한다.
- Direct the central ray to the midpoint of the IR at an angle of 15 degrees caudad.

4) 촬영 point

① SID는 40인치, OID는 최소화해야 한다.
② 조사야를 최소로 줄이고, 생식샘 보호 및 환자 자세를 최대한 안락하게 한다.
③ 움직임이 걱정되는 환자는 두개부 고정용구를 사용하고, 머리에서 금속이나 플라스틱을 제거한다.
④ 환자의 성명을 비롯하여 좌우표시(R, L mark)가 관찰대상 부위와 겹치지 않도록 촬영되어야 한다.

5) 조별 시나리오 작성

피사체, 장비, 기구, 촬영조건, 촬영자의 실수 등을 예견하여 교과서와 다른 촬영시나리오를 작성하여 촬영하여서 시나리오 이미지와 정상이미지를 비교하여 결론을 도출시킨다.

4. Phantom을 이용한 촬영실습

1) 영상크기 :

2) 촬영 방법

①

②

③

④

⑤

3) 중심선

-

4) 촬영 point

5) 촬영조건

구분	장치명	피사체 두께	kVp	mA	Sec	SID	검출기 종류	기타
1차								
2차								
3차								

5. 항목별 영상 평가(image check of evaluation items)

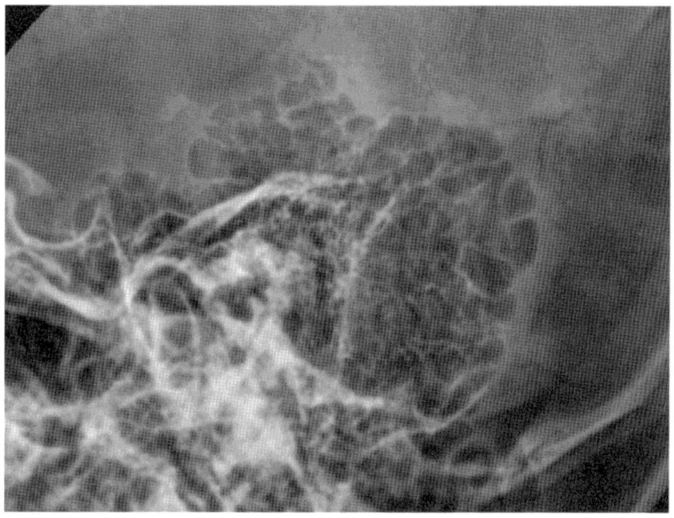

유양돌기 축측사방향 엑스선영상

평 가 항 목	5	4	3	2	1
목적하는 해부학 구조가 잘 나타났는가?					
환자(phantom)의 위치는 정확한가?					
촬영의 기하학적 조건(SID, OID, angle, etc.)을 충족하였는가?					
촬영조건(kVp, mA, sec)의 설정은 적절한가?					
영상의 농도는 적절한가?					
영상의 대조도(연부조직과 뼈의 관찰 정도)는 적절한가?					
영상의 선예도(피사체의 경계면 표현 정도)는 적절한가?					
IR면과 피사체의 방향이 균형 있게 촬영이 잘되어있는가?					
side mark의 크기 및 위치는 적절한가?					
실습영상이 진단에 유용하게 사용될 수 있겠는가?					
총 점					

6. 시나리오 영상의 평가

7. 환자유형에 따른 방사선사의 대응 (교수가 상황별 주제를 제시)

8. 결론(conclusion)

63. 유양돌기 축측사방향 촬영 (mastoid process axiolateral oblique projection) Stenvers법

실 습 일	점 수
년 월 일	A B C

1. 촬영목적(purpose)

염증 또는 종양 등에 의한 고실, 바위모뿔(추체부)의 병변의 유무와 바위능선(추체능), 꼭지돌기와 꼭지벌집(유양돌기의 봉소), 꼭지방(유양돌기동), 고실부위, 골성미로, 속귀관(내이관)과 추체첨을 관찰할 수 있다.

- anatomical shown :

- lesion(diagnosis) :

2. 영상해부도(anatomical structure)

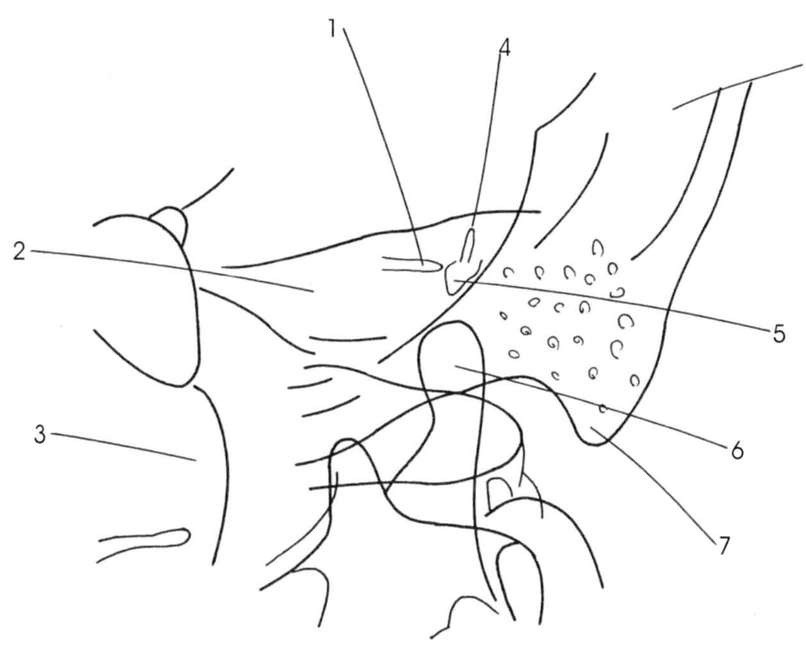

유양돌기 축측사방향 엑스선영상 해부도

3. 촬영방법(method)

1) 영상크기 : 꼭지돌기(mastoid process)를 중심으로 주변 머리뼈(skull)를 포함 하는 사이즈

2) 환자 촬영 방법

① 엎드린 자세나 수직격자장치 앞에 앉게 한다.
② 환자의 양팔은 편한 위치에 놓고 양 어깨가 동일 횡단면에 놓이도록 조정한다.
③ 양쪽 뺨에 바깥귀길(외이도)로부터 앞으로 2.5cm 지점에 표시한다.
④ 이마, 코 그리고 광대뼈(협골)를 촬영대에 대어 표시한 지점이 IR면 중앙에 오게 한다.
⑤ 눈확아래귓구멍선(안와하이공선 IOML)이 IR면의 횡축과 평행이 되도록 머리를 조정하고, 정중시상면(MSP)이 검사쪽으로 45°되게 머리를 회전시키고 각도기를 사용해서 각도를 확인한다.
⑥ 중심선은 IR면 중앙을 향해 머리쪽으로 12° 준다.
⑦ side mark를 놓는다.
⑧ 환자의 피폭을 최소화하기 위해 조사면을 영상크기에 알맞게 조절한다.
⑨ 엑스선 튜브의 중앙, 피사체의 중앙 그리고 IR의 중앙을 수직선상에서 일치시킨다.
⑩ 촬영조건을 설정하고 환자의 움직임을 멈추게 하고 환자를 응시하면서 엑스선을 조사한다.

3) 중심선

- IR면의 중앙점을 향해 머리쪽으로 12° 기울여 입사한다.
- Direct the central ray to the midpoint of the IR at an angle of 15 degrees cephalad.

4) 촬영 point

① SID는 40인치, OID는 최소화해야 한다.
② 조사야를 최소로 줄이고, 생식샘 보호 및 환자 자세를 최대한 안락하게 한다.
③ 움직임이 걱정되는 환자는 두개부 고정용구를 사용하고, 머리에서 금속이나 플라스틱을 제거한다.
④ 환자의 성명을 비롯하여 좌우표시(R, L mark)가 관찰대상 부위와 겹치지 않도록 촬영되어야 한다.

5) 조별 시나리오 작성

피사체, 장비, 기구, 촬영조건, 촬영자의 실수 등을 예견하여 교과서와 다른 촬영시나리오를 작성하여 촬영하여서 시나리오 이미지와 정상이미지를 비교하여 결론을 도출시킨다.

4. Phantom을 이용한 촬영실습

1) 영상크기 :

2) 촬영 방법

①

②

③

④

⑤

3) 중심선

-

4) 촬영 point

5) 촬영조건

구분	장치명	피사체 두께	kVp	mA	Sec	SID	검출기 종류	기타
1차								
2차								
3차								

5. 항목별 영상 평가(image check of evaluation items)

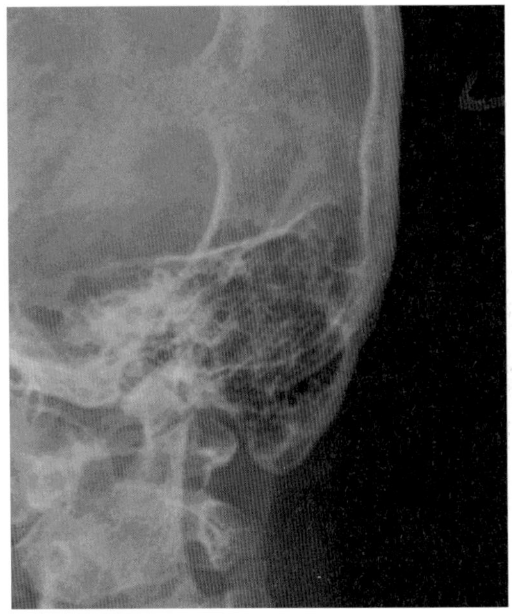

유양돌기 축측사방향 엑스선영상

평 가 항 목	5	4	3	2	1
목적하는 해부학 구조가 잘 나타났는가?					
환자(phantom)의 위치는 정확한가?					
촬영의 기하학적 조건(SID, OID, angle, etc.)을 충족하였는가?					
촬영조건(kVp, mA, sec)의 설정은 적절한가?					
영상의 농도는 적절한가?					
영상의 대조도(연부조직과 뼈의 관찰 정도)는 적절한가?					
영상의 선예도(피사체의 경계면 표현 정도)는 적절한가?					
IR면과 피사체의 방향이 균형 있게 촬영이 잘되어있는가?					
side mark의 크기 및 위치는 적절한가?					
실습영상이 진단에 유용하게 사용될 수 있겠는가?					
총 점					

6. 시나리오 영상의 평가

7. 환자유형에 따른 방사선사의 대응 (교수가 상황별 주제를 제시)

8. 결론(conclusion)

64. 유양돌기 축측사방향 촬영 (mastoid process axiolateral oblique projection) Mayer법

실 습 일	점 수
년 월 일	A B C

1. 촬영목적(purpose)

염증 및 종양에 의한 바깥귀길(외이도), 고실, 꼭지벌집(유돌봉소), 턱관절 등의 병변의 유무를 관찰할 수 있고, 또한 귓속뼈(이소골)과 상고실-입구-꼭지방(유양돌기동) 부위(auditory ossicles & attic-aditus-antrum areas)를 관찰할 수 있다.

- anatomical shown :

- lesion(diagnosis) :

2. 영상해부도(anatomical structure)

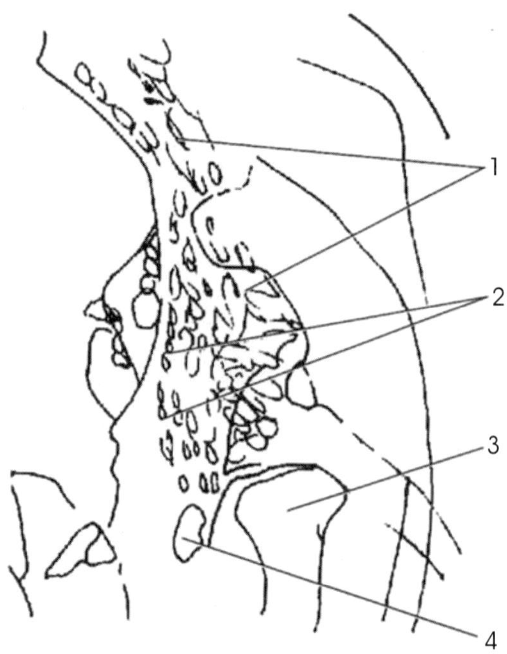

유양돌기 축측사방향 엑스선영상 해부도

3. 촬영방법(method)

1) 영상크기 : 꼭지돌기(mastoid process)를 중심으로 주변 머리뼈(skull)를 포함 하는 사이즈

2) 환자 촬영 방법

① 바로누운자세나 수직격자장치 앞에 옆으로 앉게 한다. 또한 바로 누운자세에서 촬영할 경우 가능한 IR면과 검사부위의 거리를 짧게 하기 위해서 IR면의 바깥쪽을 거상시킨다.
② 환자의 양팔은 편한 위치에 놓고 양 어깨가 동일 횡단면에 놓이도록 조정한다.
③ 정중시상면(MSP)이 테이블면에 대해 45°로 하고 눈확아래귓구멍선(안와하이공선 IOML)이 IR면에 횡축과 평행되게 하고 환자의 턱을 당겨서 꼭지돌기(유양돌기)가 IR면에 가깝게 한다.
④ 귀바퀴(auricle)를 앞으로 접으면 귀의 물렁뼈(연골)가 꼭지벌집(유돌봉소 mastoid cells)와 겹치는 것을 피할 수 있다.
⑤ 두개부의 자세를 확인하고 촬영하는 동안 호흡은 정지하도록 한다.
⑥ side mark를 놓는다.
⑦ 환자의 피폭을 최소화하기 위해 조사면을 영상크기에 알맞게 조절한다.
⑧ 엑스선 튜브의 중앙, 피사체의 중앙 그리고 IR의 중앙을 수직선상에서 일치시킨다.
⑨ 촬영조건을 설정하고 환자의 움직임을 멈추게 하고 환자를 응시하면서 엑스선을 조사한다.

3) 중심선

- 검사쪽 바깥귀길을 향해 발쪽으로 45° 입사한다(입사점은 들어올려진쪽 눈썹위 약 7.5cm 점).
- Direct the central ray through the dependent EAM an angle of 45 degrees caudad.

4) 촬영 point

① SID는 40인치, OID는 최소화해야 한다.
② 조사야를 최소로 줄이고, 생식샘 보호 및 환자 자세를 최대한 안락하게 한다.
③ 움직임이 걱정되는 환자는 두개부 고정용구를 사용하고, 머리에서 금속이나 플라스틱을 제거한다.
④ 환자의 성명을 비롯하여 좌우표시(R, L mark)가 관찰대상 부위와 겹치지 않도록 촬영되어야 한다.

5) 조별 시나리오 작성

피사체, 장비, 기구, 촬영조건, 촬영자의 실수 등을 예견하여 교과서와 다른 촬영시나리오를 작성하여 촬영하여서 시나리오 이미지와 정상이미지를 비교하여 결론을 도출시킨다.

4. Phantom을 이용한 촬영실습

1) 영상크기 :

2) 촬영 방법

①

②

③

④

⑤

3) 중심선

-

4) 촬영 point

5) 촬영조건

구분	장치명	피사체 두께	kVp	mA	Sec	SID	검출기 종류	기타
1차								
2차								
3차								

5. 항목별 영상 평가(image check of evaluation items)

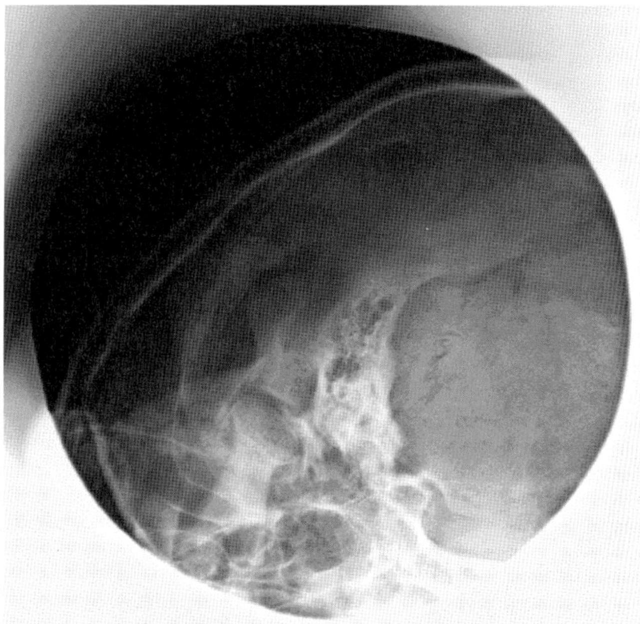

유양돌기 축측사방향 엑스선영상

평 가 항 목	5	4	3	2	1
목적하는 해부학 구조가 잘 나타났는가?					
환자(phantom)의 위치는 정확한가?					
촬영의 기하학적 조건(SID, OID, angle, etc.)을 충족하였는가?					
촬영조건(kVp, mA, sec)의 설정은 적절한가?					
영상의 농도는 적절한가?					
영상의 대조도(연부조직과 뼈의 관찰 정도)는 적절한가?					
영상의 선예도(피사체의 경계면 표현 정도)는 적절한가?					
IR면과 피사체의 방향이 균형 있게 촬영이 잘되어있는가?					
side mark의 크기 및 위치는 적절한가?					
실습영상이 진단에 유용하게 사용될 수 있겠는가?					
총 점					

6. 시나리오 영상의 평가

7. 환자유형에 따른 방사선사의 대응 (교수가 상황별 주제를 제시)

8. 결론(conclusion)

종합문제
[Skull]

【문제 1】 머리뼈 중 양쪽 대칭으로 쌍을 이루는 뼈는?

【문제 2】 머리뼈 중 뇌하수체가 있는 곳은?

【문제 3】 머리를 촬영할 때 사용되는 기준선을 모두 쓰시오.

【문제 4】 두개골후전방향 촬영에서 환자의 자세는?

【문제 5】 두개골후전방향 촬영에서 엎드리지 못하는 환자의 촬영자세는?

【문제 6】 두개골측방향 촬영의 목적은 무엇인가?

【문제 7】 환자의 상태가 촬영테이블로 이동하기 어려운 경우에 응용 촬영법은 무엇인가?

【문제 8】 머리의 전후측방향촬영(Towne법)에서 중심선을 기준선에 따라 쓰시오.

【문제 9】 머리의 전후측방향촬영(Towne법)에서 가장 잘 관찰되는 머리뼈는 무엇인가?

【문제 10】 비만환자는 전후자세를 취할 수 없는 환자의 경우 큰 구멍의 음영내에 터어키안 구조물의 투영상을 얻기 위한 촬영법은 무엇인가?

【문제 11】 두개저촬영법(Schuller법)의 성공여부는 IOML이 IR면에 평행으로 올 수 있는지와 중심 엑스선을 IOML에 (   )으로 줄 수 있는가이다.

【문제 12】 터어키안 측방향 촬영의 중심점은 EAM을 기준으로 어디인가?

【문제 13】 터어키안 전후측방향 촬영의 중심선은?

【문제 14】 안장의 해부학적 구조를 그리고, 명칭을 쓰시오.

【문제 15】 시신경안와두정사방향 촬영(Rhese법)의 촬영목적은?

【문제 16】 시신경안와두정사방향 촬영(Rhese법)에서 환자의 자세는 정중시상면이 테이블면에 대해 몇 도인가?

【문제 17】 안면골두정비극방향 촬영(Waters법)의 중심선은 몇 도이며, OML이 IR면에 몇 도인가?

【문제 18】 비골측방향 촬영에서 양쪽을 모두 촬영하는 이유는 무엇인가?

【문제 19】 코뼈의 골절원인 중 다수를 차지하는 것은 무엇인가?

【문제 20】 비골측방향 촬영에 사용되는 관전압의 범위는?

【문제 21】 하악골전후축 방향과 후전축방향의 차이는?

【문제 22】 악관절측방향 촬영에서 입을 다문상태와 벌린상태로 촬영하는 이유는?

【문제 23】 턱관절을 관찰하기 위한 측방향촬영에서 환자의 자세는?

【문제 24】 턱관절을 관찰하기 위한 측방향촬영의 중심선은?

【문제 25】 코곁굴(PNS) 4곳을 쓰시오.

【문제 26】 코곁굴(PNS)을 보기 위한 대표적인 촬영법 2가지를 쓰시오.

【문제 27】 머리의 정중시상면과 눈확귓구멍선(OML)이 IR면에 수직이 되게 조정한 후 코뿌리점을 향해 다리 쪽으로 15°입사하는 촬영법은 무엇인가?

【문제 28】 부비강두정비극방향 촬영(Waters법)에서 OML과 촬영테이블이 이루는 각도는?

【문제 29】 부비강두정비극방향 촬영(Waters법)에서 목적으로 하는 부비강은 어디인가?

【문제 30】 부비강(PNS)측방향촬영의 목적은?

【문제 31】 나비굴을 관찰할 수 있는 촬영법 2가지를 쓰시오.

【문제 32】 유양돌기축측사방향촬영(Law법)의 중심선의 입사각도는?

【문제 33】 유양돌기축측사방향 촬영(Stenvers법)의 이중각도는 각각 얼마인가?

【문제 34】 유양돌기축측사방향 촬영(Stenvers법)의 목적을 쓰시오.

【문제 35】 유양돌기촬영법을 모두 쓰시오.

【문제 36】 꼭지돌기에서 발생되는 질환은 어떤 것이 있는가?

【문제 37】 유양돌기축측사방향 촬영(Mayer법)의 SID와 OID는 각각 얼마인가?

【문제 38】 유양돌기축측사방향 촬영(Mayer법)의 중심선의 입사각도는?

【문제 39】 외상(trauma)으로 인한 머리뼈파열시 응급조치 방법은?

【문제 40】 머리에서 가장 약한 뼈는 어느 것인가?

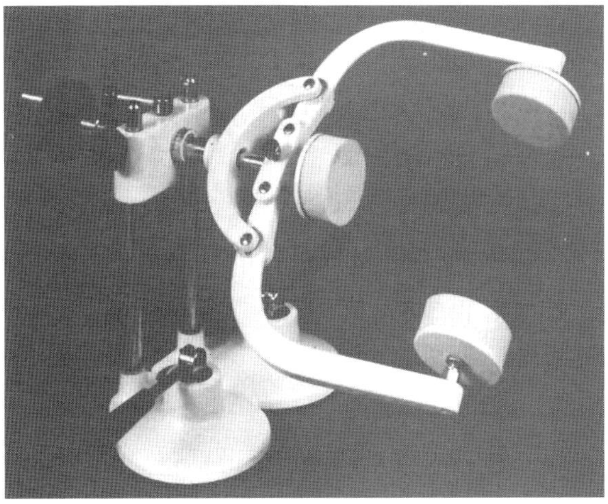

[사진 1]

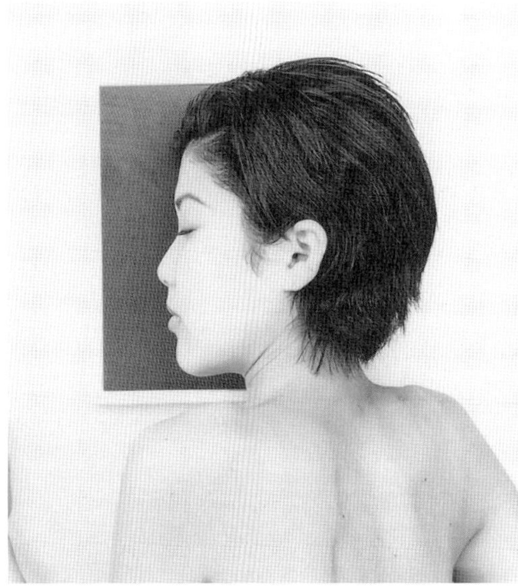

[사진 2]

【문제 1】 [사진 1]은 머리뼈 촬영 시 어떤 용도로 사용되는가?

【문제 2】 [사진 2]는 머리뼈 촬영에 기준이 되는 선의 명칭은?

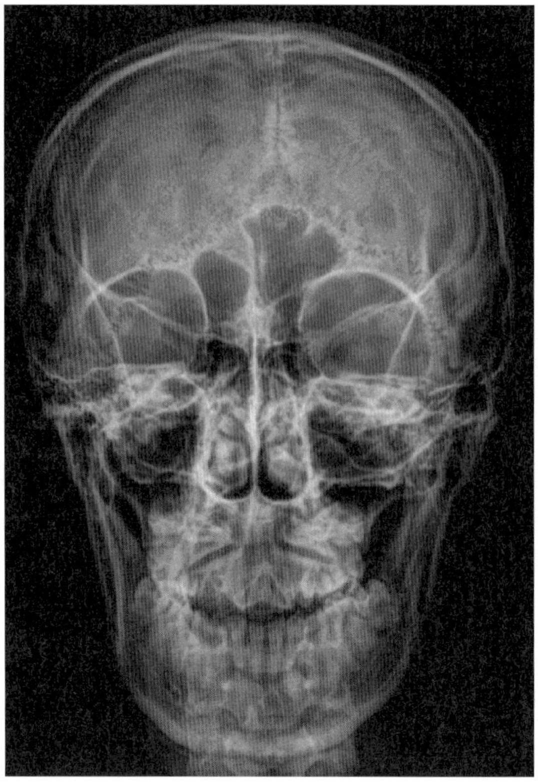

[사진 3]

【문제 3】 [사진 3]의 촬영법은?

【문제 4】 [사진 3]의 기준선은?

【문제 5】 [사진 3]의 IR면 중심은?

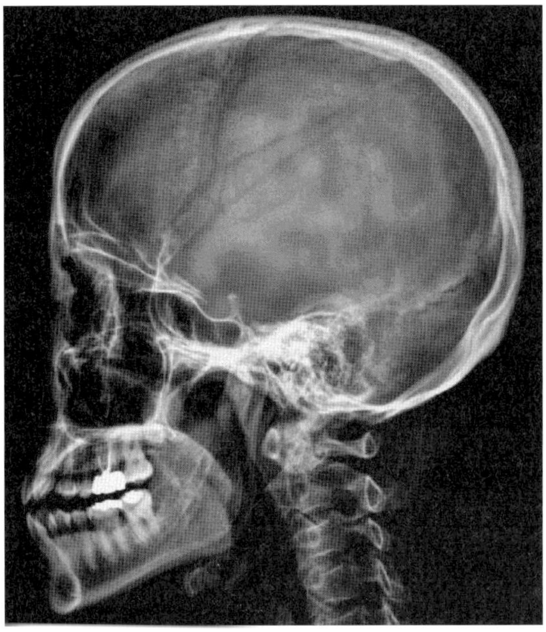

[사진 4]

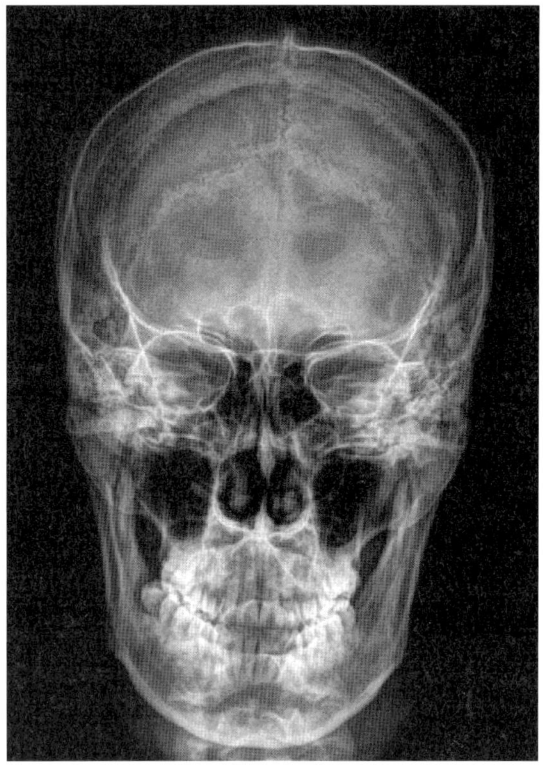

[사진 5]

【문제 6】 [사진 4]의 촬영법은?

【문제 7】 [사진 4]의 기준선은?

【문제 8】 [사진 4]의 자세에 필요한 3가지 기준선은?

【문제 9】 [사진 4]의 중심선은?

【문제 10】 [사진 5]은 두개골 후전방향 촬영이다. 기준선은?

【문제 11】 [사진 5]에서 일반검사와 이마뼈(전두골)를 보기 위한 중심선을 각각 설명하시오.

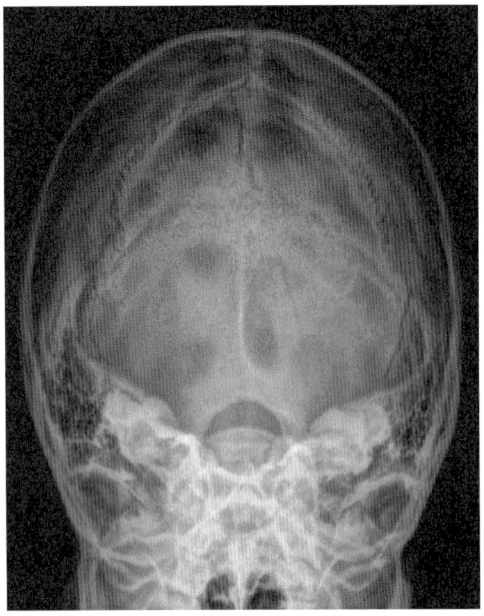

[사진 6]

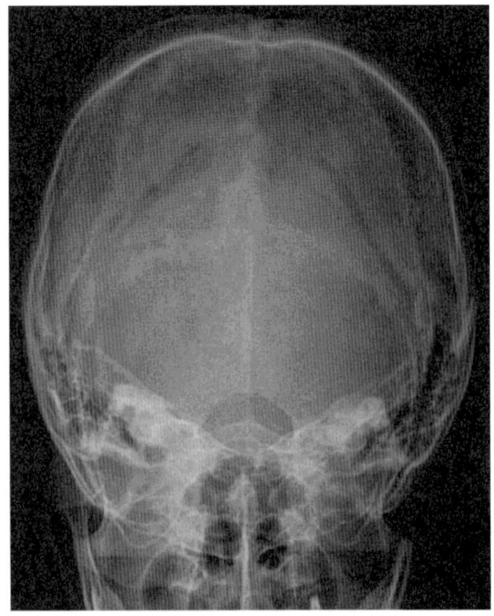

[사진 7]

【문제 12】 [사진 6]의 촬영법은?

【문제 13】 [사진 6]의 목적은?

【문제 14】 [사진 6]의 중심선과 기준선을 설명하면?

【문제 15】 [사진 7]의 촬영법은?

【문제 16】 [사진 7]의 중심선은?

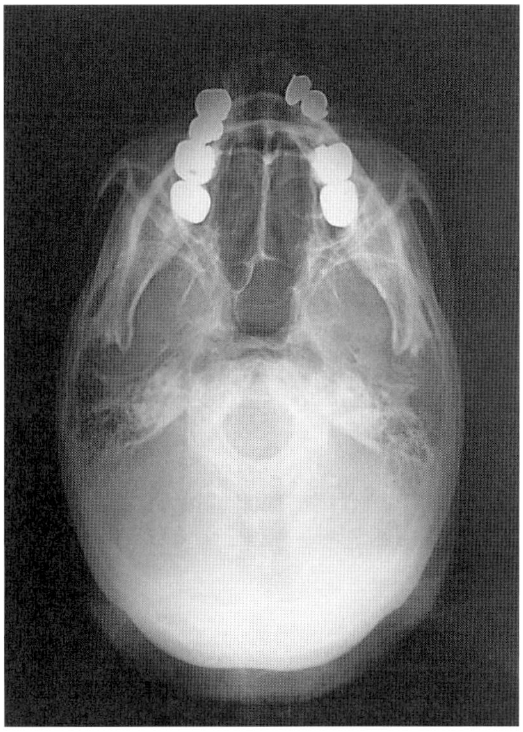

[사진 8]

【문제 17】 [사진 8]의 촬영법은?

【문제 18】 [사진 8]의 기준선은?

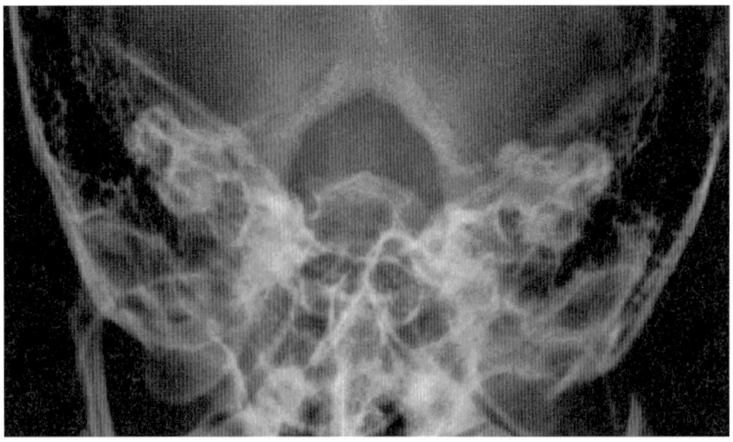

[사진 9]

【문제 19】 [사진 9]의 촬영법은?

【문제 20】 [사진 9]는 무엇을 보기 위한 촬영법인가?

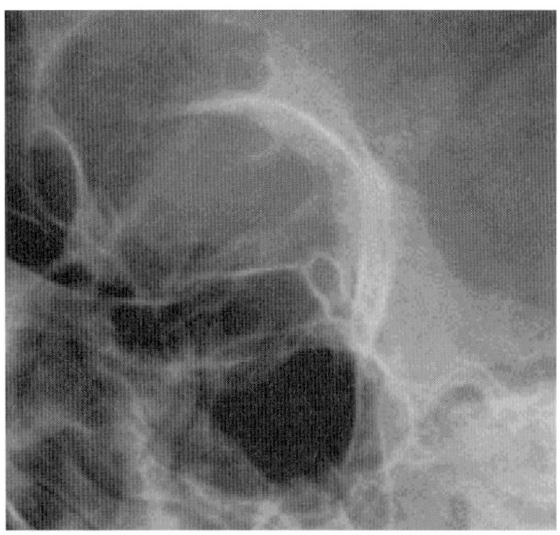

[사진 10]

【문제 21】 [사진 10]의 촬영법은?

【문제 22】 [사진 10]의 기준선은?

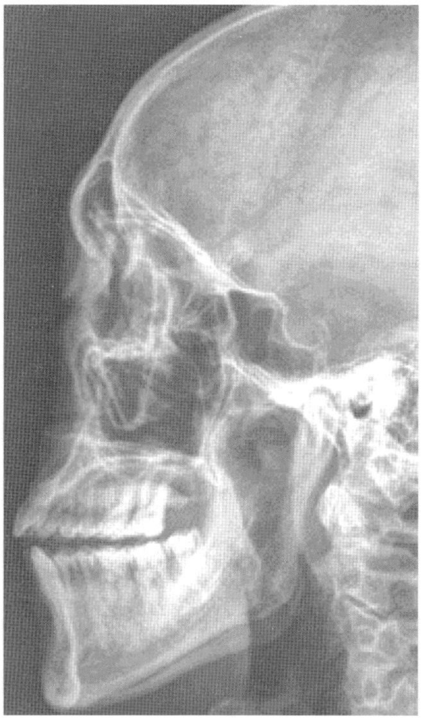

[사진 11]

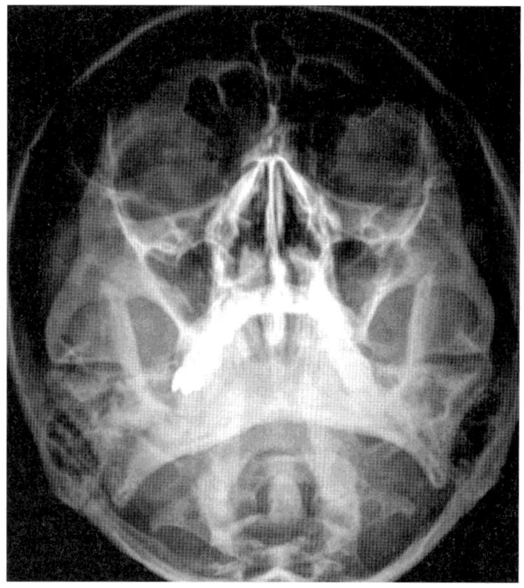

[사진 12]

【문제 23】 [사진 11]의 촬영법은?

【문제 24】 [사진 11]의 자세에서 IR면에 수직이 되어야 하는 기준선은?

【문제 25】 [사진 11]에서 IR면 중심은?

【문제 26】 [사진 12]의 촬영법은?

【문제 27】 [사진 12]의 기준선과 자세는?

【문제 28】 [사진 12]의 IR면 중심은?

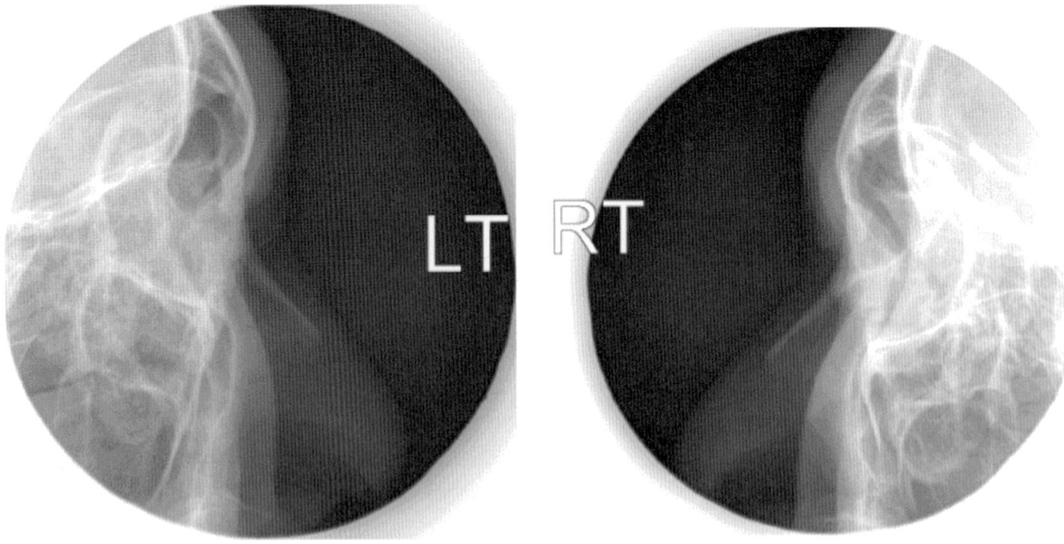

[사진 13]

【문제 29】 [사진 13]에서 격자를 사용하지 않았을 때 관전압의 조건은?

【문제 30】 [사진 13]의 IR면 중심은?

【문제 31】 [사진 13]의 경우 대부분 양쪽을 촬영하는 이유는?

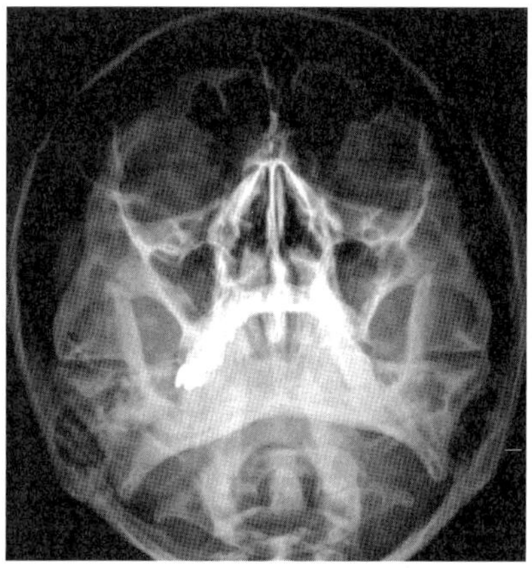

[사진 14]

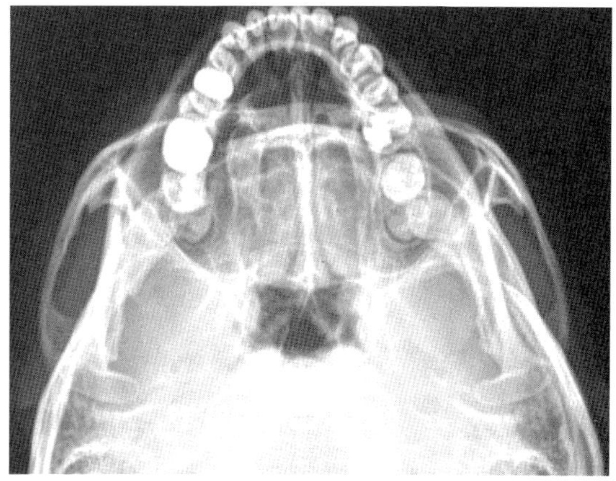

[사진 15]

【문제 32】 [사진 14]의 촬영법은?

【문제 33】 [사진 14]의 중심선은?

【문제 34】 [사진 15]의 촬영법은?

【문제 35】 [사진 15]의 기준선은?

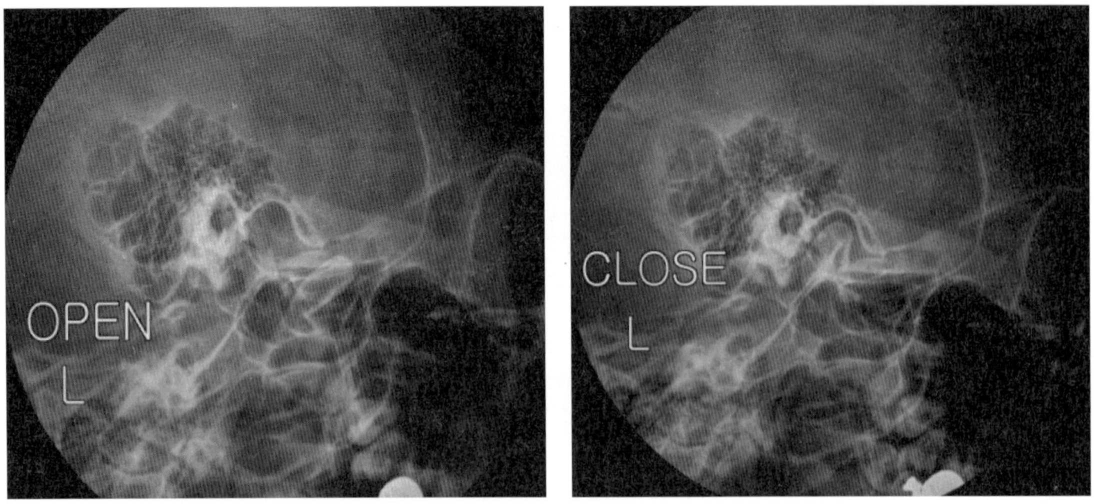

[사진 16]

【문제 36】 [사진 16]의 촬영법은?

【문제 37】 [사진 16] 촬영의 중심선은?

【문제 38】 [사진 16]처럼 입을 벌렸을 때 잘 볼 수 있는 것은?

【문제 39】 [사진 16]에서 만약 입을 다물었다면 잘 보이는 것은?

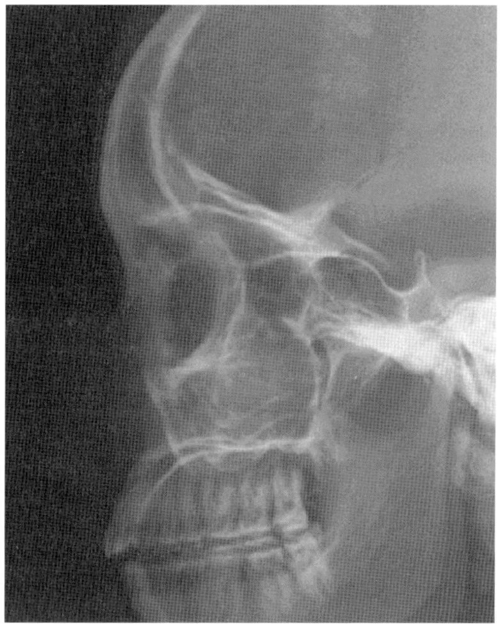

[사진 17] PNS lateral

【문제 40】 [사진 17]의 촬영법은?

【문제 41】 [사진 17] 촬영시 IR면 횡축에 평행이 되어야하는 기준선은?

【문제 42】 [사진 17] 촬영의 장점은?

【문제 43】 코곁굴(부비동)의 이마굴(전두동)을 보기 위한 촬영은?

【문제 44】 Caldwell법 촬영의 중심선은?

【문제 45】 Waters법, Caldwell법, lateral법 촬영에 꼭 사용하여야 하는 촬영 보조기구는?

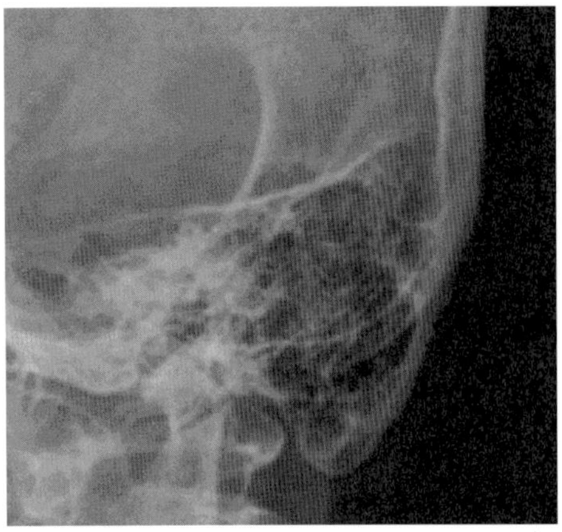

[사진 18]

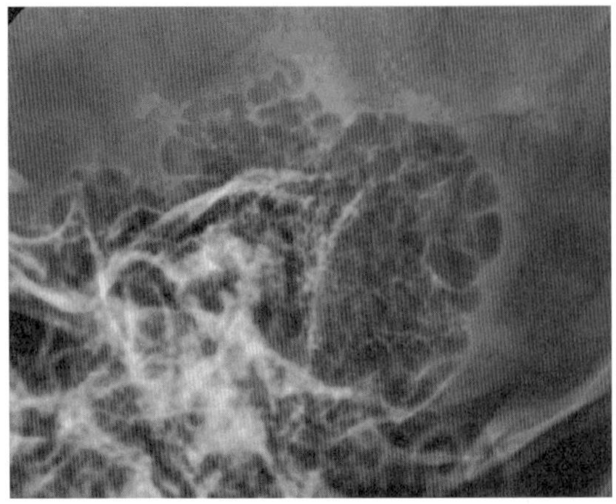

[사진 19]

【문제 46】 [사진 18]의 촬영법은?

【문제 47】 [사진 18] 촬영의 환자자세는?

【문제 48】 [사진 19]의 촬영법은?

【문제 49】 [사진 19] 촬영의 중심선은?

【문제 50】 [사진 18] [사진 19]에서 보고자하는 해부학적 명칭은?

개 론
척추(spine)

1. 해부-병리

척추는 등의 정중앙에 있는 골격으로 32~35개의 서로 겹친 짧은 원주형의 척추뼈로 되어 있고 목뼈 7개, 등뼈 12개, 허리뼈 5개, 엉치뼈 5개, 꼬리뼈 3~6개로 나누어진다. 척추를 이루는 각각의 척추뼈는 척추사이원반 및 인대에 의해 연결되며 인대는 위에서부터 아래로 향하여 강인하지만 엉치뼈 이하는 다시 약해진다. 또 척추는 부위에 따라서 목굽이, 등굽이, 허리굽이, 엉치굽이라는 생리적 굽이가 있다.

방사선학적 검사에서 관찰할 수 있는 대표적인 질환이나 병변은 선천성 기형, 기형성 척추관절염, 외상에 의한 골절, 손상, 탈구, 척수 및 척추염 등의 염증성 질환, 결핵, 종양, 척추편평증, 위축증, 척추과민증, 척추관절증, 척추분리증 등이 있다.

2. 촬영법

(1) routine : AP projection, both oblique projection, lateral projection
(2) C_1 & C_2 : open mouth view(den's view)
(3) spine function : flexion & extension lateral projection
(4) scoliosis : both AP bending projection, Ferguson method

3. 선량(mGy)

독일의 성인 방사선검사에서의 환자선량 권고량

Examination	Projection	Dose-Area-Product (cGy × cm^2)	에어커마 (mGy)	흡수선량 (mGy)
skull	AP/PA	110	3.7	5
skull	LAT	100	2.3	3
pelvis	AP	500	7.0	10
L-spine	AP	320	7.4	10
L-spine	LAT	800	22	20

65. 경추 전후방향 촬영 (cervical vertebrae AP projection)

실 습 일	점 수
년 월 일	A B C

1. 촬영목적(purpose)

외상성 질환에 의한 골절, 목뼈손상, 탈구, 변성질환, 염증성질환, 종양 등의 병변 유무를 관찰한다.

- anatomical shown :

- lesion(diagnosis) :

2. 영상해부도(anatomical structure)

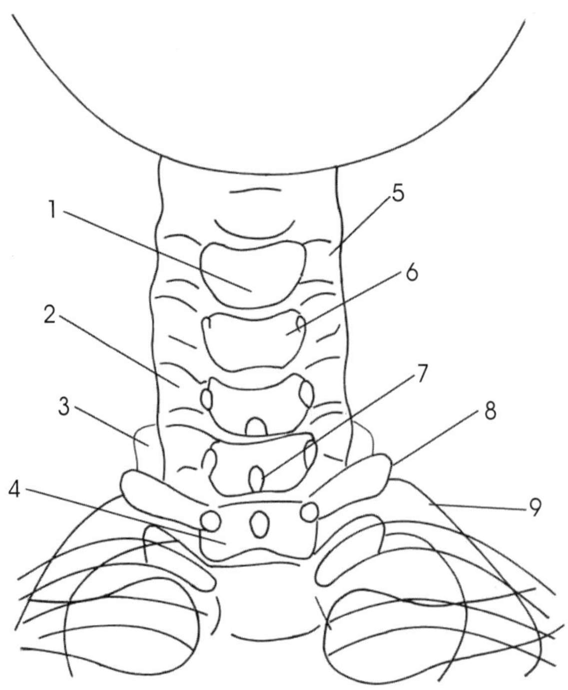

경추 전후방향 엑스선영상 해부도

3. 촬영방법(method)

1) 영상크기 : 목뼈(cervical spine)를 중심으로 머리 일부분과 위쪽 등뼈가 포함되는 사이즈

2) 환자 촬영 방법

① SID는 100cm, OID는 최소화해야 한다.
② 환자는 편안한 자세로 촬영대의 위에 눕힌다 / 옆의 의자에 앉힌다 / 옆에 서게한다.
③ 양 어깨는 촬영대에 밀착시켜 같은 수평면에 놓이게 된다.
④ 턱을 들어 교합면(occlusal plane)과 꼭지돌기(유양돌기)가 같은 수평면에 놓이게 조정한다.
⑤ IR면 중앙에 중심 엑스선의 입사점이 일치되도록 위치를 조정한다.
⑥ 목뼈는 IR면의 좌우중앙부에 촬영되도록 한다.
⑦ side mark를 놓는다.
⑧ 환자의 피폭을 최소화하기 위해 조사면을 영상크기에 알맞게 조절한다.
⑨ 엑스선 튜브의 중앙, 피사체의 중앙 그리고 IR의 중앙을 수직선상에서 일치시킨다.
⑩ 촬영조건을 설정하고 환자의 움직임을 멈추게 하고 환자를 응시하면서 엑스선을 조사한다.

3) 중심선

- 제4목뼈(방패연골 하연)를 향하여 머리쪽으로 15~20°로 입사한다.
- Direct the central ray through the fourth cervical body at an angle 15 to 20 degrees cephalad.

4) 촬영 point

① 제3~7목뼈가 명료하게 나타나며, 척추몸통(추체)은 좌우대칭이고 가시돌기(극돌기)는 정중선상에 촬영되도록 한다.
② 척추, 척추사이공간(추간강), 가로돌기(횡돌기), 가시돌기(극돌기), 후관절돌기, 고리뿌리부위(추궁근부) 등이 촬영되도록 한다.
③ 입사점은 방패연골(갑상연골)의 융기부나 이곳보다 약간 아래가 된다.
④ 양쪽 턱뼈각(하악각)은 목뼈에서 같은 거리에 놓여져야 한다.

5) 조별 시나리오 작성

피사체, 장비, 기구, 촬영조건, 촬영자의 실수 등을 예견하여 교과서와 다른 촬영시나리오를 작성하여 촬영하여서 시나리오 이미지와 정상이미지를 비교하여 결론을 도출시킨다.

4. Phantom을 이용한 촬영실습

1) 영상크기 :

2) 촬영 방법

①

②

③

④

⑤

3) 중심선

-

4) 촬영 point

5) 촬영조건

구분	장치명	피사체 두께	kVp	mA	Sec	SID	검출기 종류	기타
1차								
2차								
3차								

5. 항목별 영상 평가(image check of evaluation items)

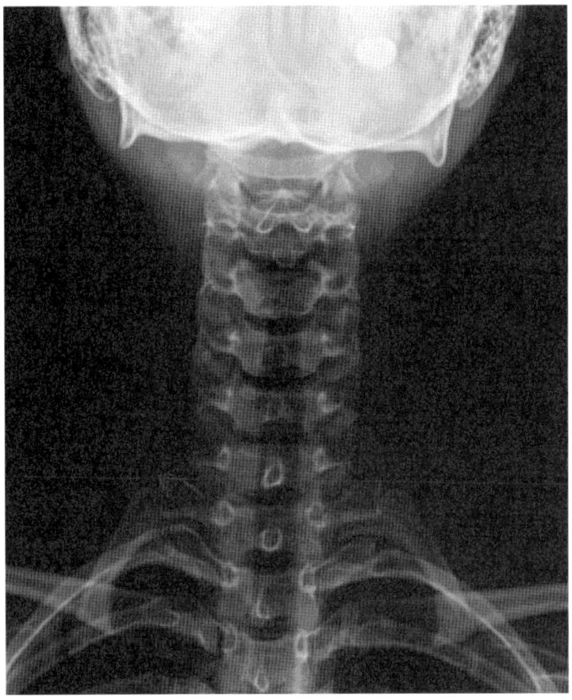

경추 전후방향 엑스선영상

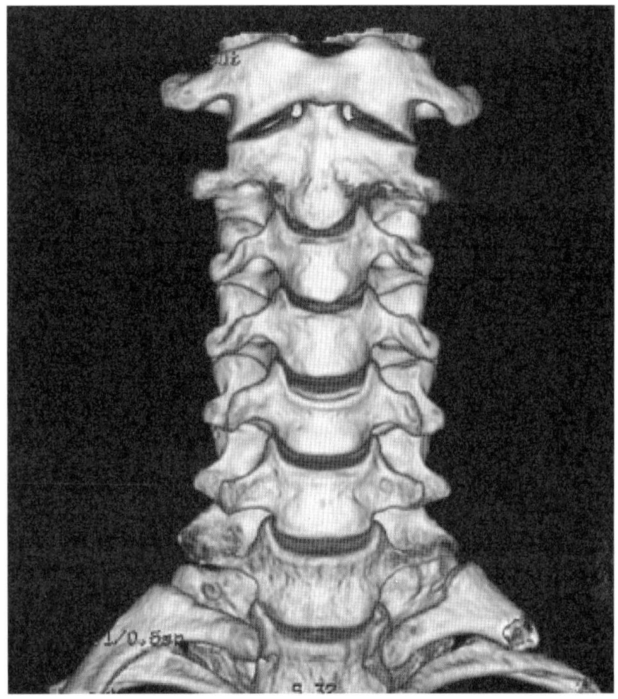

경추 전후방향 3D 영상

평 가 항 목	5	4	3	2	1
목적하는 해부학 구조가 잘 나타났는가?					
환자(phantom)의 위치는 정확한가?					
촬영의 기하학적 조건(SID, OID, angle, etc.)을 충족하였는가?					
촬영조건(kVp, mA, sec)의 설정은 적절한가?					
영상의 농도는 적절한가?					
영상의 대조도(연부조직과 뼈의 관찰 정도)는 적절한가?					
영상의 선예도(피사체의 경계면 표현 정도)는 적절한가?					
IR면과 피사체의 방향이 균형 있게 촬영이 잘되어있는가?					
side mark의 크기 및 위치는 적절한가?					
실습영상이 진단에 유용하게 사용될 수 있겠는가?					
총 점					

6. 시나리오 영상의 평가

7. 환자유형에 따른 방사선사의 대응 (교수가 상황별 주제를 제시)

8. 결론(conclusion)

66. 경추 측방향 촬영 (cervical vertebrae lateral projection)

실 습 일	점 수
년 월 일	A B C

1. 촬영목적(purpose)

외상성 질환에 의한 골절, 탈구, 염증이나 종양 등의 병변의 유무를 관찰한다.

- anatomical shown :

- lesion(diagnosis) :

2. 영상해부도(anatomical structure)

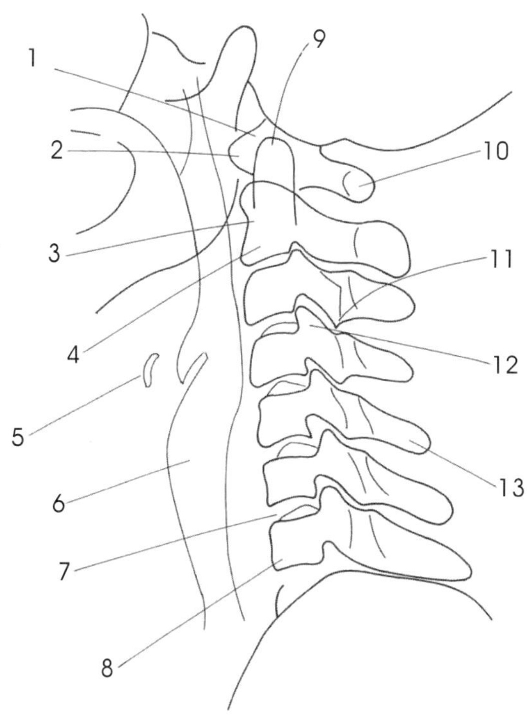

경추 측방향 엑스선영상 해부도

3. 촬영방법(method)

1) 영상크기 : 목뼈(cervical spine)를 중심으로 머리 일부분과 위쪽 등뼈가 포함되는 사이즈

2) 환자 촬영 방법

① 환자는 수직격자장치 앞에 측면자세로 앉거나 선 자세로 위치한다.
② 제4목뼈 높이가 IR면 중앙에 오도록 위치를 조정한다.
③ IR면의 중앙에 꼭지돌기끝(유양돌기첨)을 통하는 이마면(관상면 coronal plane)이 놓이게 하고, 검사측 어깨가 IR면에 밀착되도록 한다.
④ 턱을 조금 올리고 턱뼈가지가 목뼈와 겹치지 않도록 한다.
⑤ 환자를 편안하게 하고 양쪽 어깨를 내림으로써 제7목뼈의 가시돌기가 촬영되도록 한다.
⑥ 엑스선 튜브의 중앙, 피사체의 중앙 그리고 IR의 중앙을 수직선상에서 일치시킨다.
⑦ 촬영조건을 설정하고 환자의 움직임을 멈추게 하고 환자를 응시하면서 엑스선을 조사한다.

3) 중심선

- 넷째 목뼈를 향해 IR면에 대하여 수평으로 입사한다.
- Direct the central ray horizontally to the mid point of the image receptor.

4) 촬영 point

① 외상성 질환 환자는 목뼈 손상이 의심되므로 안정을 유지한다.
② SID는 180 cm정도로 일정하게 유지한다.
③ 의식이 없는 환자 또는 응급환자인 경우 목뼈아래부위까지 나타나기 위해서는 환자를 바로누운자세로 양어깨를 잡아당겨 촬영하는 것이 바람직하다.
④ 촬영조건은 뼈와 연부조직이 잘 볼 수 있도록 적정해야 한다.

5) 조별 시나리오 작성

피사체, 장비, 기구, 촬영조건, 촬영자의 실수 등을 예견하여 교과서와 다른 촬영시나리오를 작성하여 촬영하여서 시나리오 이미지와 정상이미지를 비교하여 결론을 도출시킨다.

4. Phantom을 이용한 촬영실습

1) 영상크기 :

2) 촬영 방법

①

②

③

④

⑤

3) 중심선

-

4) 촬영 point

5) 촬영조건

구분	장치명	피사체 두께	kVp	mA	Sec	SID	검출기 종류	기타
1차								
2차								
3차								

5. 항목별 영상 평가(image check of evaluation items)

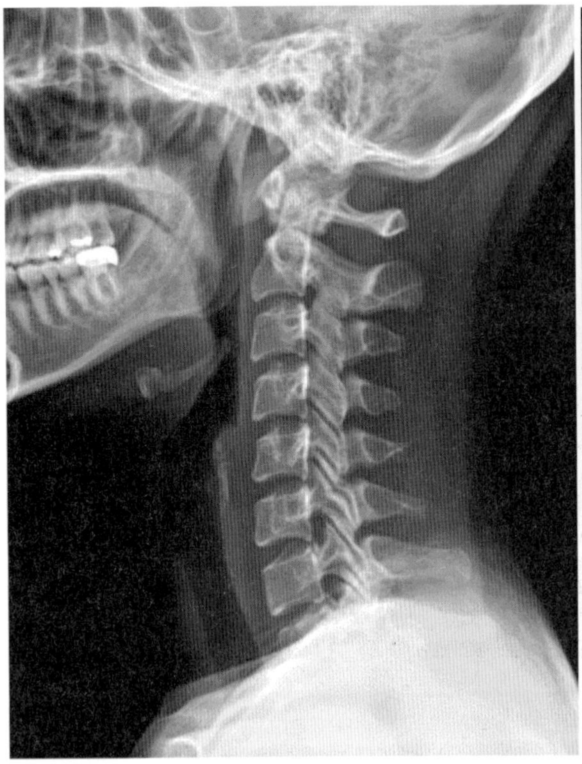

경추 측방향 엑스선영상

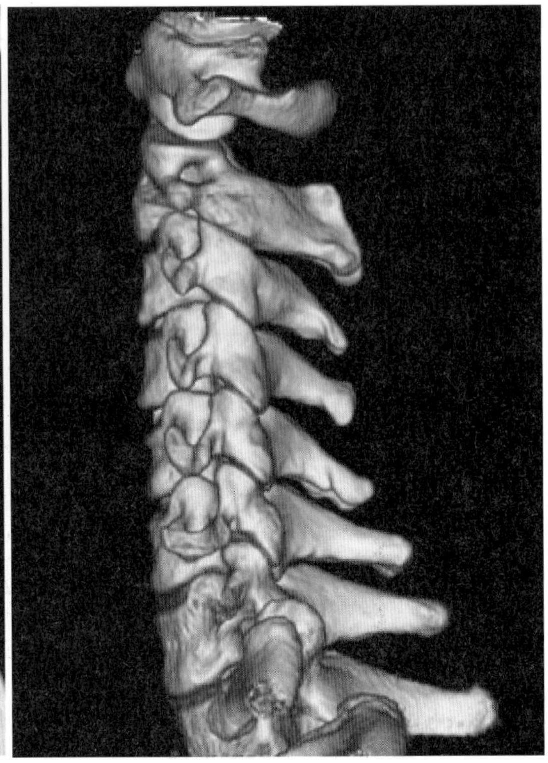

경추 측방향 3D 영상

평 가 항 목	5	4	3	2	1
목적하는 해부학 구조가 잘 나타났는가?					
환자(phantom)의 위치는 정확한가?					
촬영의 기하학적 조건(SID, OID, angle, etc.)을 충족하였는가?					
촬영조건(kVp, mA, sec)의 설정은 적절한가?					
영상의 농도는 적절한가?					
영상의 대조도(연부조직과 뼈의 관찰 정도)는 적절한가?					
영상의 선예도(피사체의 경계면 표현 정도)는 적절한가?					
IR면과 피사체의 방향이 균형 있게 촬영이 잘되어있는가?					
side mark의 크기 및 위치는 적절한가?					
실습영상이 진단에 유용하게 사용될 수 있겠는가?					
총 점					

6. 시나리오 영상의 평가

7. 환자유형에 따른 방사선사의 대응 (교수가 상황별 주제를 제시)

8. 결론(conclusion)

67. 경추 전후사방향 촬영 (cervical vertebrae AP oblique projection) RPO, LPO 자세

실 습 일	점 수
년 월 일	A B C

1. 촬영목적(purpose)

IR면에서 먼쪽 척추사이구멍(추간공)과 척추뼈고리뿌리, 목뼈위관절돌기의 외상성 질환에 의한 골절, 탈구, 염증이나 종양 등의 병변 유무를 관찰한다.

- anatomical shown :

- lesion(diagnosis) :

2. 영상해부도(anatomical structure)

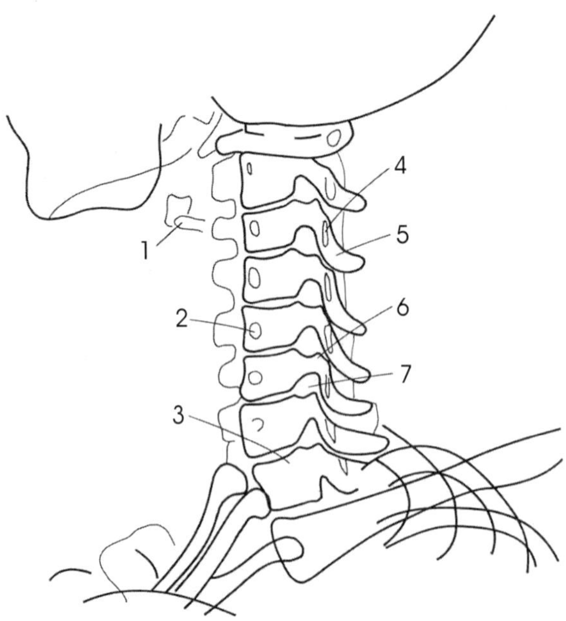

경추 전후사방향 엑스선영상 해부도

3. 촬영방법(method)

1) 영상크기 : 목뼈(cervical spine)를 중심으로 머리 일부분과 위쪽 등뼈가 포함되는 사이즈

2) 환자 촬영 방법

① 환자를 앉거나 선자세로 위치한다.
② IR면의 중앙에 목뼈의 5번째가 오도록 조정한다(중심엑스선을 머리쪽으로 15~20° 입사하기 때문에 방패연골 돌출점 아래 2.5 ㎝되는 점 즉, 5번째 목뼈에 오도록 조정한다.)
③ 목뼈의 각 척추사이구멍(추간공)이 선명하게 관찰할 수 있게 체축이 회전되지 않도록 촬영한다.
④ 좌우 형태 비교를 위해서 양쪽 사방향 촬영이 되도록 한다.
⑤ 턱을 앞으로 내밀어 아래턱뼈와 목뼈와의 겹침을 피할 수 있도록 45° 경사로 촬영한다.
⑥ side mark를 놓는다.
⑦ 환자의 피폭을 최소화하기 위해 조사면을 영상크기에 알맞게 조절한다.
⑧ 엑스선 튜브의 중앙, 피사체의 중앙 그리고 IR의 중앙을 수직선상에서 일치시킨다.
⑨ 촬영조건을 설정하고 환자의 움직임을 멈추게 하고 환자를 응시하면서 엑스선을 조사한다.

3) 중심선

- 넷째 목뼈를 향하여 머리쪽으로 15~20°로 입사한다.
- Direct the central ray through the fourth cervical body at an angle 15 to 20 degrees cephalad.

4) 촬영 point

① 환자가 비만 체형일 경우에는 IR면에 대하여 55~60° 가까이 경사로 하면 척추사이구멍 배열이 잘 나타난다.
② 머리뼈(두개부)의 움직임에 의한 각 척추사이구멍이 명료하게 나타날 수 없는 경우가 있으므로 몸의 움직임에 충분히 주의한다.
③ 만약 반 엎드린자세(semiprone position)을 취할 때는 촬영하고자 하는 부위의 팔과 무릎을 구부려 몸을 받친 다음 목뼈를 45° 경사지게 조정하고 발쪽으로 15~20° 입사한다.
④ 제1목뼈부터 제1등뼈가 포함되도록 해야한다.

5) 조별 시나리오 작성

피사체, 장비, 기구, 촬영조건, 촬영자의 실수 등을 예견하여 교과서와 다른 촬영시나리오를 작성하여 촬영하여서 시나리오 이미지와 정상이미지를 비교하여 결론을 도출시킨다.

4. Phantom을 이용한 촬영실습

1) 영상크기 :

2) 촬영 방법

①

②

③

④

⑤

3) 중심선

-

4) 촬영 point

5) 촬영조건

구분	장치명	피사체 두께	kVp	mA	Sec	SID	검출기 종류	기타
1차								
2차								
3차								

5. 항목별 영상 평가(image check of evaluation items)

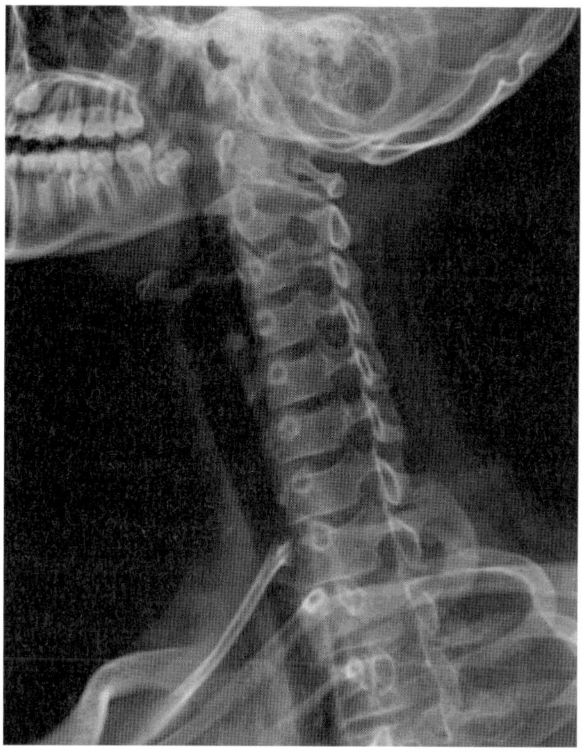

경추 전후 사방향 엑스선영상

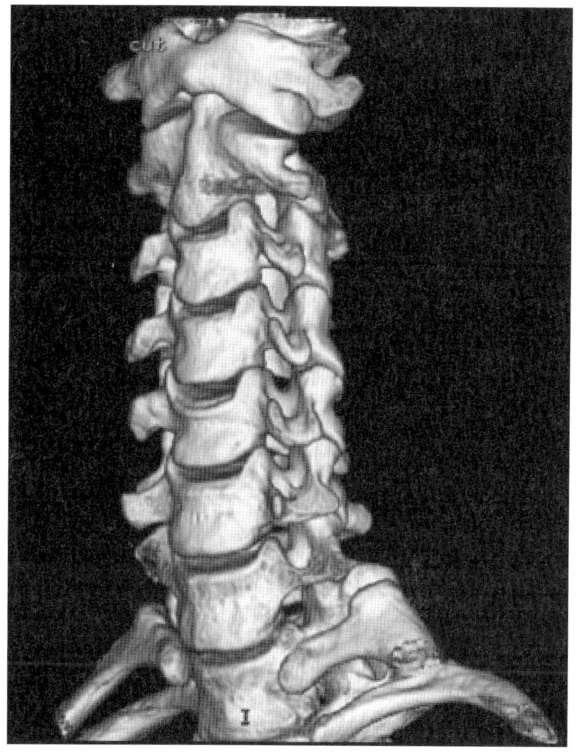

경추 전후 사방향 3D 영상

평 가 항 목	5	4	3	2	1
목적하는 해부학 구조가 잘 나타났는가?					
환자(phantom)의 위치는 정확한가?					
촬영의 기하학적 조건(SID, OID, angle, etc.)을 충족하였는가?					
촬영조건(kVp, mA, sec)의 설정은 적절한가?					
영상의 농도는 적절한가?					
영상의 대조도(연부조직과 뼈의 관찰 정도)는 적절한가?					
영상의 선예도(피사체의 경계면 표현 정도)는 적절한가?					
IR면과 피사체의 방향이 균형 있게 촬영이 잘되어있는가?					
side mark의 크기 및 위치는 적절한가?					
실습영상이 진단에 유용하게 사용될 수 있겠는가?					
총 점					

6. 시나리오 영상의 평가

7. 환자유형에 따른 방사선사의 대응 (교수가 상황별 주제를 제시)

8. 결론(conclusion)

68. 경 · 흉추부 측방향 촬영 (cervicothoracic region lateral projection) Twining법

실 습 일	점 수
년 월 일	A B C

1. 촬영목적(purpose)

양쪽 어깨 음영사이로 아래쪽 목뼈와 위쪽 등뼈의 골절, 탈구, 염증 등의 병변유무를 관찰한다.

- anatomical shown :

- lesion(diagnosis) :

2. 영상해부도(anatomical structure)

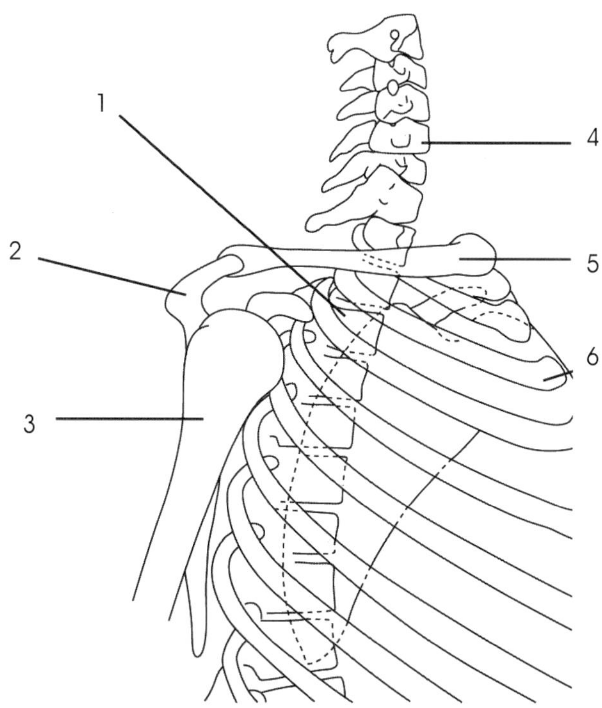

경,흉추부 측방향 촬영 엑스선영상해부도

3. 촬영방법(method)

1) 영상크기 : cervicothoracic region을 중심으로 목뼈 아래쪽과 등뼈 위쪽을 포함하는 사이즈

2) 환자 촬영 방법

① SID는 100cm, OID는 최소화해야 한다.
② 환자는 편안한 자세로 촬영대의 위에 눕힌다 / 옆의 의자에 앉힌다 / 옆에 서게한다.
③ 한쪽 손은 머리위로하고 반대쪽 손은 허리 뒤에 둔다.
④ 정중이마면(관상면 coronal plane)이 IR면 중심과 일치되게 한 후 두번째 등뼈(T_2)가 중앙이 되도록 조정한다.
⑤ 호흡에 대하여 환자에게 협조를 구한다.
⑥ side mark를 놓는다.
⑦ 환자의 피폭을 최소화하기 위해 조사면을 영상크기에 알맞게 조절한다.
⑧ 엑스선 튜브의 중앙, 피사체의 중앙 그리고 IR의 중앙을 수직선상에서 일치시킨다.
⑨ 촬영조건을 설정하고 환자의 움직임을 멈추게 하고 환자를 응시하면서 엑스선을 조사한다.

3) 중심선

- 두번째 등뼈(T_2)를 향해 수평으로 입사한다. 양쪽 어깨가 분리되지 않은 경우에는 발쪽으로 5°로 입사한다.
- shoulder is well depressed: Direct the central ray perpendicularly to the mid point of the image receptor.
- shoulder can not be well depressed: Direct the central ray through the 2nd thoracic body of the image receptor at an angle of 5 degrees caudad.

4) 촬영 point

① 양어깨의 음영 사이를 통하여 아래목뼈(하경추부)와 위등뼈(상흉추부)의 측방향 촬영상을 관찰할 수 있다.
② 생식샘을 보호하고 환자 자세를 최대한 안락하게 한다.
③ 이 검사법을 swimmer's method라고도 한다.
④ 제5목뼈에서 제5등뼈까지 포함해야 된다.

5) 조별 시나리오 작성

피사체, 장비, 기구, 촬영조건, 촬영자의 실수 등을 예견하여 교과서와 다른 촬영시나리오를 작성 하여 촬영하여서 시나리오 이미지와 정상이미지를 비교하여 결론을 도출시킨다.

4. Phantom을 이용한 촬영실습

1) 영상크기 :

2) 촬영 방법

①

②

③

④

⑤

3) 중심선

-

4) 촬영 point

5) 촬영조건

구분	장치명	피사체 두께	kVp	mA	Sec	SID	검출기 종류	기타
1차								
2차								
3차								

5. 항목별 영상 평가(image check of evaluation items)

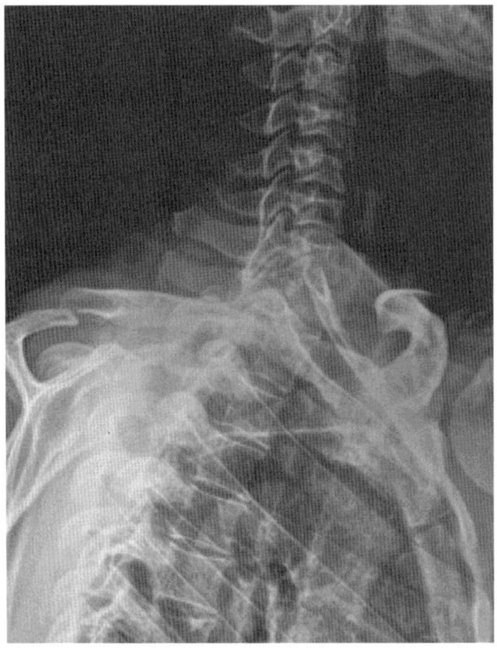

경 · 흉추 측방향 엑스선영상

평 가 항 목	5	4	3	2	1
목적하는 해부학 구조가 잘 나타났는가?					
환자(phantom)의 위치는 정확한가?					
촬영의 기하학적 조건(SID, OID, angle, etc.)을 충족하였는가?					
촬영조건(kVp, mA, sec)의 설정은 적절한가?					
영상의 농도는 적절한가?					
영상의 대조도(연부조직과 뼈의 관찰 정도)는 적절한가?					
영상의 선예도(피사체의 경계면 표현 정도)는 적절한가?					
IR면과 피사체의 방향이 균형 있게 촬영이 잘되어있는가?					
side mark의 크기 및 위치는 적절한가?					
실습영상이 진단에 유용하게 사용될 수 있겠는가?					
총 점					

6. 시나리오 영상의 평가

7. 환자유형에 따른 방사선사의 대응 (교수가 상황별 주제를 제시)

8. 결론(conclusion)

69. 흉추 전후방향 촬영 (thoracic vertebrae AP projection)

실 습 일	점 수
년 월 일	A B C

1. 촬영목적(purpose)

등뼈의 척추뼈몸통, 척추사이공간(추간강), 척추뼈고리뿌리(추궁근), 가로돌기 및 척주측만증 등의 병변 유무를 관찰한다.

- anatomical shown :

- lesion(diagnosis) :

2. 영상해부도(anatomical structure)

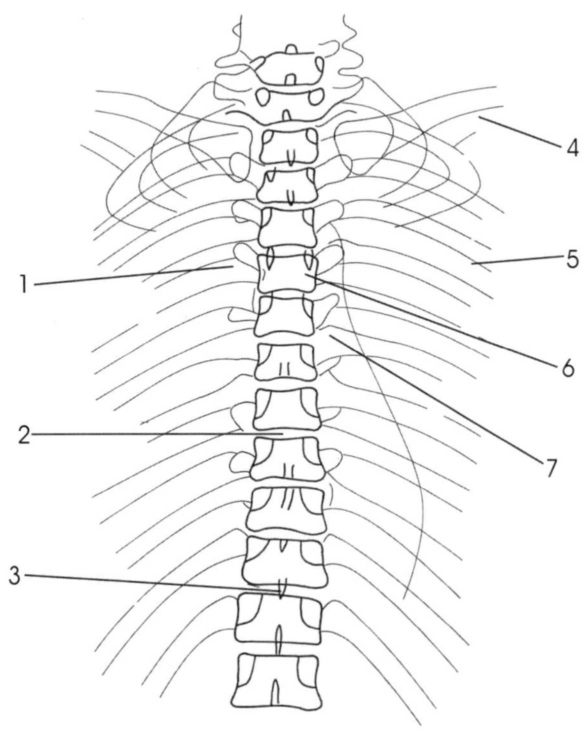

흉추 전후방향 엑스선영상 해부도

3. 촬영방법(method)

1) 영상크기 : 등뼈를 중심으로 아래쪽 목뼈와 위쪽 허리뼈를 포함하는 사이즈

2) 환자 촬영 방법

① SID는 100cm, OID는 최소화해야 한다.
② 환자가 supine 체위를 유지하는 것이 곤란할 때는 앉은 자세 또는 선 자세로 촬영한다.
③ 바로누운자세일 때 촬영대 면에 등을 충분히 밀착시키기 위해 엉덩이와 무릎을 구부려 놓는다(등쪽 척추젖힘〈후굴〉을 감소시키기 위해).
④ 선 자세 일때는 척추가 회전되는 것을 방지하기 위해 양쪽 발에 환자의 체중을 균등하게 분배한다.
⑤ 등뼈는 위쪽과 아래쪽의 엑스선 흡수율 차이가 많으므로 heel effect를 고려하여 음극은 다리쪽, 양극은 머리 쪽에 놓이도록 환자의 자세를 조정한다.
⑥ side mark를 놓는다.
⑦ 환자의 피폭을 최소화하기 위해 조사면을 영상크기에 알맞게 조절한다.
⑧ 엑스선 튜브의 중앙, 피사체의 중앙 그리고 IR의 중앙을 수직선상에서 일치시킨다.
⑨ 촬영조건을 설정하고 환자의 움직임을 멈추게 하고 환자를 응시하면서 엑스선을 조사한다.

3) 중심선

- 복장뼈위패임(suprasternal notch 흉골상절흔) 아래 8~10cm, 일곱 번째 등뼈를 향하여 IR 면에 대해 수직으로 입사한다.
- Direct the central ray perpendicularly to the mid point of the image receptor.

4) 촬영 point

① 촬영은 날숨로 하고 등뼈 전체가 균일한 농도로 촬영되도록 조건을 조절한다.
② 가시돌기상이 척추뼈몸통의 중앙에 촬영이 되어야 한다.
③ 환자의 구간부 측면에 양 팔을 길게 위치시키고, 양 어깨는 같은 수평면상에 위치시킨다.

5) 조별 시나리오 작성

피사체, 장비, 기구, 촬영조건, 촬영자의 실수 등을 예견하여 교과서와 다른 촬영시나리오를 작성하여 촬영하여서 시나리오 이미지와 정상이미지를 비교하여 결론을 도출시킨다.

4. Phantom을 이용한 촬영실습

1) 영상크기 :

2) 촬영 방법

①

②

③

④

⑤

3) 중심선

-

4) 촬영 point

5) 촬영조건

구분	장치명	피사체 두께	kVp	mA	Sec	SID	검출기 종류	기타
1차								
2차								
3차								

5. 항목별 영상 평가(image check of evaluation items)

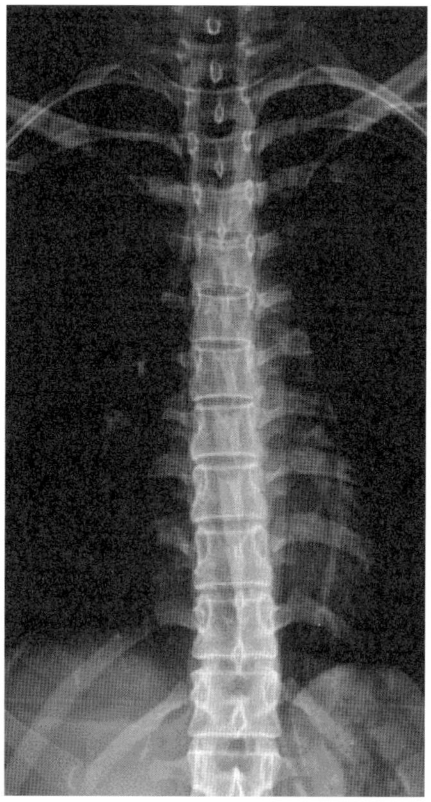

흉추 전후방향 엑스선영상

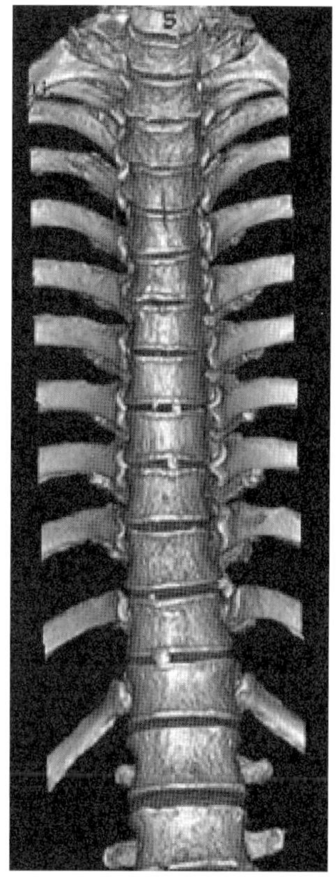

흉추 전후방향 3D영상

평 가 항 목	5	4	3	2	1
목적하는 해부학 구조가 잘 나타났는가?					
환자(phantom)의 위치는 정확한가?					
촬영의 기하학적 조건(SID, OID, angle, etc.)을 충족하였는가?					
촬영조건(kVp, mA, sec)의 설정은 적절한가?					
영상의 농도는 적절한가?					
영상의 대조도(연부조직과 뼈의 관찰 정도)는 적절한가?					
영상의 선예도(피사체의 경계면 표현 정도)는 적절한가?					
IR면과 피사체의 방향이 균형 있게 촬영이 잘되어있는가?					
side mark의 크기 및 위치는 적절한가?					
실습영상이 진단에 유용하게 사용될 수 있겠는가?					
총 점					

6. 시나리오 영상의 평가

7. 환자유형에 따른 방사선사의 대응 (교수가 상황별 주제를 제시)

8. 결론(conclusion)

70. 흉추 측방향 촬영 (thoracic vertebrae lateral projection)

실 습 일	점 수
년 월 일	A B C

1. 촬영목적(purpose)

등뼈의 척추뼈몸통, 척추사이구멍(추간공), 척추사이공간(추간강), 척추뼈고리뿌리(추궁근), 가시돌기 및 척주뒤굽음증(척주후만증 kyphosis) 등의 병변 유무를 관찰한다.

- anatomical shown :

- lesion(diagnosis) :

2. 영상해부도(anatomical structure)

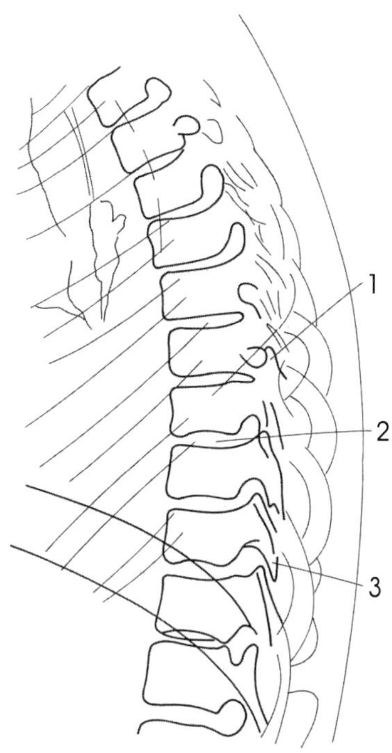

흉추 측방향 엑스선영상 해부도

3. 촬영방법(method)

1) 영상크기 : 등뼈를 중심으로 아래쪽 목뼈와 위쪽 허리뼈를 포함하는 사이즈

2) 환자 촬영 방법

① 환자를 측면자세로 위치하여 옆으로 눕거나 일어서게 한다.
② 심장의 크기를 실물크기로 얻기 위해 가능한 왼쪽가슴을 IR면에 밀착시킨다.
③ 누운자세(recumbent position)일 때는 머리를 고정용구로 받치고, 척추의 장축과 정중시상면을 일치시킨다.
④ 누운 자세로 촬영할 때는 등뼈의 굽음을 방지하기 위하여 IR면 쪽을 등뼈 벽측에 보조기구를 이용하여 자세를 조정한다.
⑤ 선자세(erect position)일때는 IR면의 중앙점이 제6등뼈 높이에 놓이게 IR면의 높이를 조정한다.
⑥ 선 자세에서는 IR면의 가까운 쪽의 어깨를 수직격자장치에 밀착시켜 자세를 고정시키고, 환자의 체중은 양쪽발에 균등하게 분배한다.
⑦ side mark를 놓는다.
⑧ 환자의 피폭을 최소화하기 위해 조사면을 영상크기에 알맞게 조절한다.
⑨ 엑스선 튜브의 중앙, 피사체의 중앙 그리고 IR의 중앙을 수직선상에서 일치시킨다.
⑩ 촬영조건을 설정하고 환자의 움직임을 멈추게 하고 환자를 응시하면서 엑스선을 조사한다.

3) 중심선

- 일곱 번째 등뼈(T_7)를 향해 IR면에 대해 수직으로 입사한다.
- Direct the central ray perpendicularly to the mid point of the image receptor.

4) 촬영 point

①

②

5) 조별 시나리오 작성

피사체, 장비, 기구, 촬영조건, 촬영자의 실수 등을 예견하여 교과서와 다른 촬영시나리오를 작성하여 촬영하여서 시나리오 이미지와 정상이미지를 비교하여 결론을 도출시킨다.

4. Phantom을 이용한 촬영실습

1) 영상크기 :

2) 촬영 방법

①

②

③

④

⑤

3) 중심선

-

4) 촬영 point

5) 촬영조건

구분	장치명	피사체 두께	kVp	mA	Sec	SID	검출기 종류	기타
1차								
2차								
3차								

5. 항목별 영상 평가(image check of evaluation items)

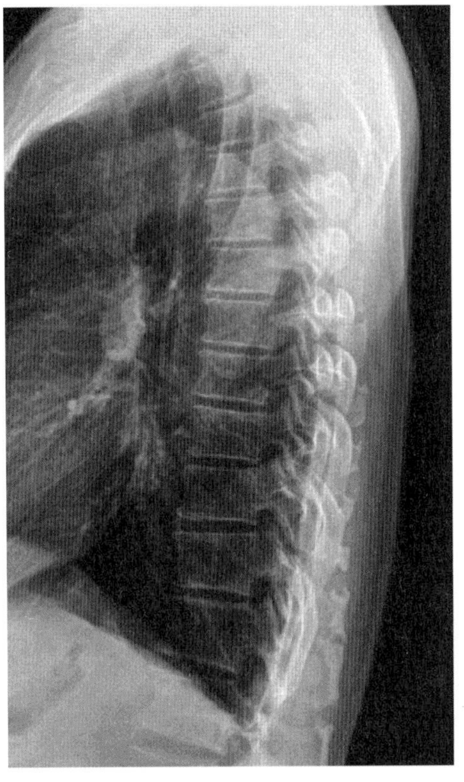

흉추 측방향 엑스선영상

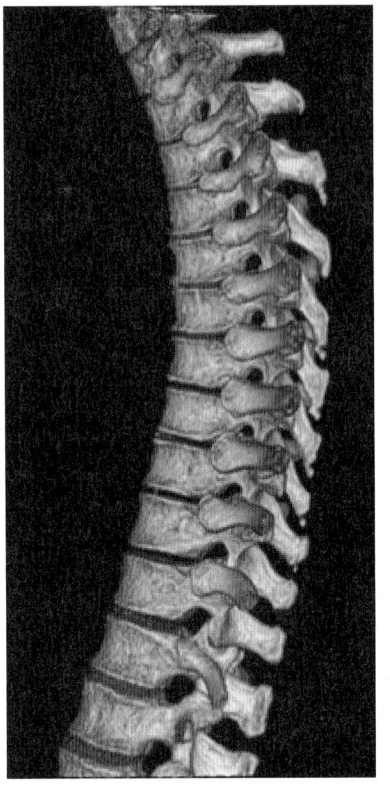

흉추 측방향 3D 영상

평 가 항 목	5	4	3	2	1
목적하는 해부학 구조가 잘 나타났는가?					
환자(phantom)의 위치는 정확한가?					
촬영의 기하학적 조건(SID, OID, angle, etc.)을 충족하였는가?					
촬영조건(kVp, mA, sec)의 설정은 적절한가?					
영상의 농도는 적절한가?					
영상의 대조도(연부조직과 뼈의 관찰 정도)는 적절한가?					
영상의 선예도(피사체의 경계면 표현 정도)는 적절한가?					
IR면과 피사체의 방향이 균형 있게 촬영이 잘되어있는가?					
side mark의 크기 및 위치는 적절한가?					
실습영상이 진단에 유용하게 사용될 수 있겠는가?					
총 점					

6. 시나리오 영상의 평가

7. 환자유형에 따른 방사선사의 대응 (교수가 상황별 주제를 제시)

8. 결론(conclusion)

71. 요추 전후방향 촬영 (lumbar vertebrae AP projection)

실 습 일	점 수
년 월 일	A B C

1. 촬영목적(purpose)

허리뼈의 척추뼈몸통, 척추사이공간(추간강), 척추뼈고리뿌리(추궁근), 가로돌기의 외상성 골절, 염증, 종양, 척주측만증 등의 병변 유무를 관찰한다.

- anatomical shown :

- lesion(diagnosis) :

2. 영상해부도(anatomical structure)

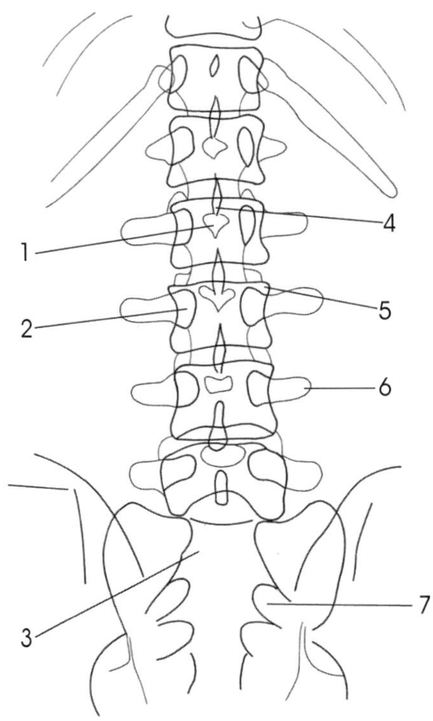

요추 전후방향 엑스선영상 해부도

3. 촬영방법(method)

1) 영상크기 : 허리뼈를 중심으로 11번 등뼈부터 엉치뼈 윗부분까지 포함하는 사이즈

2) 환자 촬영 방법

① SID는 100cm, OID는 최소화해야 한다.
② 환자는 바로누운자세나 엎드린자세 또는 선자세로 한다.
③ 척추의 손상이나 환자의 고통이 심할 경우는 방사선사의 판단에 누운자세 또는 선자세로 검사할 수 있다.
④ 불안전한 자세로 몸의 움직임에 의한 흐트러짐이 영상의 영향을 줌으로 주의한다.
⑤ 누운자세로 촬영할 때는 척추가 아치(arch)형태로 휘어 척추면이 IR면에 밀착되지 않으므로 엉덩이와 무릎을 구부려서 척추뒷면이 밀착되도록 조정한다.
⑥ 제1허리뼈~제5허리뼈의 척추뼈몸통, 척추뼈사이, 관절돌기 외에 큰허리근(대요근)도 나타나야 한다.
⑦ side mark를 놓는다.
⑧ 환자의 피폭을 최소화하기 위해 조사면을 영상크기에 알맞게 조절한다.
⑨ 엑스선 튜브의 중앙, 피사체의 중앙 그리고 IR의 중앙을 수직선상에서 일치시킨다.
⑩ 촬영조건을 설정하고 환자의 움직임을 멈추게 하고 환자를 응시하면서 엑스선을 조사한다.

3) 중심선

- 셋째 허리뼈(L_3)를 향해 IR면에 대해 수직으로 입사한다.
- CR is vertically to the 3rd lumbar spine.

4) 촬영 point

① 전후방향 촬영상에서 척추사이공간(intervertebral disk space)을 선명하게 나타낼 수 있어야 한다.
② 조사야는 허리뼈 전체가 나타나도록 최소범위로 정해야 하지만 내장질환에의한 허리뒷면을 수반할 때도 있어 작게 조절되지 않도록 주의해야 한다.
③ 생식 가능한 여성의 경우 생식샘이 조사야 내에 위치하므로 피폭선량의 경감의 대응도 필요하다.
④ 환자가 무릎을 구부리지 못할 경우 양쪽 무릎아래에 지지물을 놓고 발을 내측으로 15°정도 내전시킨다.

5) 조별 시나리오 작성

피사체, 장비, 기구, 촬영조건, 촬영자의 실수 등을 예견하여 교과서와 다른 촬영시나리오를 작성하여 촬영하여서 시나리오 이미지와 정상이미지를 비교하여 결론을 도출시킨다.

4. Phantom을 이용한 촬영실습

1) 영상크기 :

2) 촬영 방법

①

②

③

④

⑤

3) 중심선

-

4) 촬영 point

5) 촬영조건

구분	장치명	피사체 두께	kVp	mA	Sec	SID	검출기 종류	기타
1차								
2차								
3차								

5. 항목별 영상 평가(image check of evaluation items)

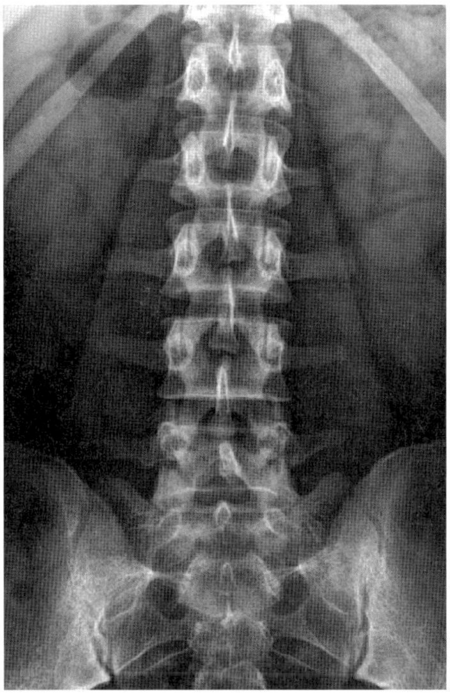

요추 전후방향 엑스선영상

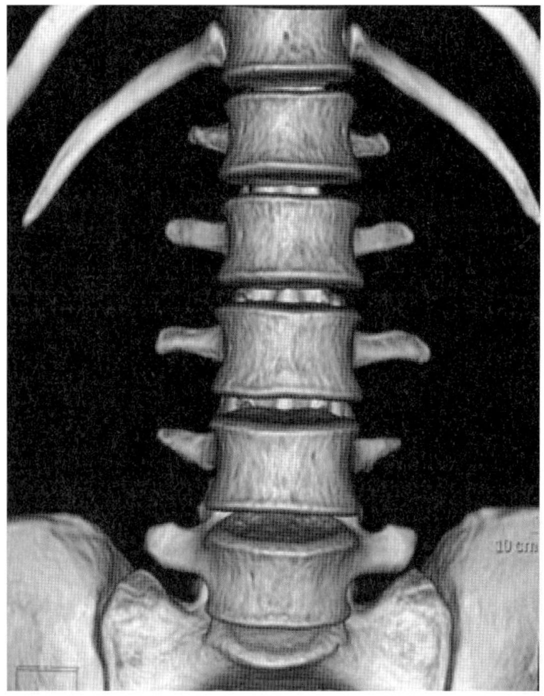

요추 전후방향 3D 영상

평 가 항 목	5	4	3	2	1
목적하는 해부학 구조가 잘 나타났는가?					
환자(phantom)의 위치는 정확한가?					
촬영의 기하학적 조건(SID, OID, angle, etc.)을 충족하였는가?					
촬영조건(kVp, mA, sec)의 설정은 적절한가?					
영상의 농도는 적절한가?					
영상의 대조도(연부조직과 뼈의 관찰 정도)는 적절한가?					
영상의 선예도(피사체의 경계면 표현 정도)는 적절한가?					
IR면과 피사체의 방향이 균형 있게 촬영이 잘되어있는가?					
side mark의 크기 및 위치는 적절한가?					
실습영상이 진단에 유용하게 사용될 수 있겠는가?					
총 점					

6. 시나리오 영상의 평가

7. 환자유형에 따른 방사선사의 대응 (교수가 상황별 주제를 제시)

8. 결론(conclusion)

72. 요추 측방향 촬영 (lumbar vertebrae lateral projection)

실 습 일	점 수
년 월 일	A B C

1. 촬영목적(purpose)

허리뼈의 척추뼈몸통, 척추사이구멍(추간공), 척추사이공간(추간강), 척추뼈고리뿌리(추궁근), 가시돌기 및 허리뼈분리증(척주분리증 spondylolysis) 등의 병변 유무를 관찰한다.

- anatomical shown :

- lesion(diagnosis) :

2. 영상해부도(anatomical structure)

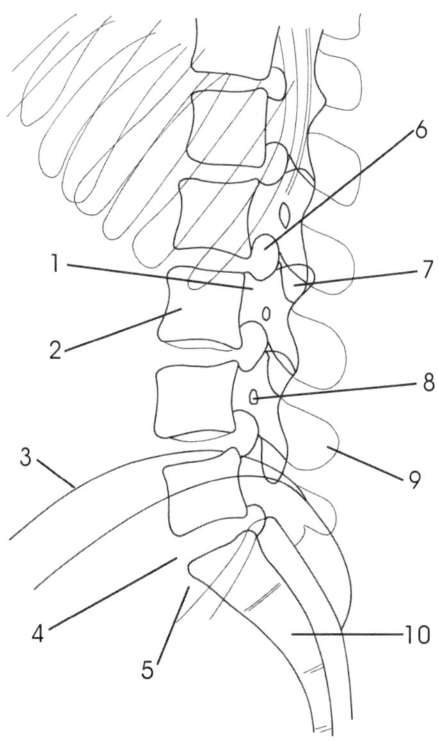

요추 측방향 엑스선영상 해부도

3. 촬영방법(method)

1) 영상크기 : 허리뼈를 중심으로 11번 등뼈부터 엉치뼈 윗부분까지 포함하는 사이즈

2) 환자 촬영 방법

① 환자 상태에 따라 선 자세 또는 앉은 자세로 촬영할 수 있다.
② 촬영대의 중앙선에 겨드랑중앙선을 맞춘다.
③ 척추의 장축은 겨드랑중앙선에 위치하게 한다.
④ 척추의 장축과 머리의 정중시상면의 높이가 일치하도록 베개와 같은 고정용구를 받쳐 고정시킨다.
⑤ 촬영할 때 척추의 구부러짐을 보정하기 위해 엑스선 투과에 뛰어난 보조용구를 제3, 4허리뼈의 IR면 쪽에 두고 체위를 안정하게 유지시킨다.
⑥ IR면 중앙에 위앞엉덩뼈가시(상전장골극, ASIS)를 맞추어 허리엉치부위(요천부)를 볼 수 있도록 한다.
⑦ 엑스선 튜브의 중앙, 피사체의 중앙 그리고 IR의 중앙을 수직선상에서 일치시킨다.
⑧ 촬영조건을 설정하고 환자의 움직임을 멈추게 하고 환자를 응시하면서 엑스선을 조사한다.

3) 중심선

- 셋째 허리뼈(L_3)를 향해 IR면에 대해 수직으로 입사한다.
- CR is vertically to the 3rd lumbar spine.

4) 촬영 point

① 허리뼈 전체에 걸쳐 척추뼈몸통, 척추사이공간 등이 잘 나타나도록 촬영되어야 한다.
② 제1허리뼈와 제5허리뼈와의 농도차가 크지만, 제5허리뼈와 가시돌기는 적절한 농도로 촬영되어야 한다.
③ 선 자세일 경우는 양손을 어깨 높이로 올려 붙잡게 하고, 체중을 양 발에 균등하게 분배하여 촬영한다.
④ 척추가 테이블에 수평으로 고정되어 있지 않으면 중심 엑스선을 다리쪽으로 5~8° 정도 입사한다.

5) 조별 시나리오 작성

피사체, 장비, 기구, 촬영조건, 촬영자의 실수 등을 예견하여 교과서와 다른 촬영시나리오를 작성하여 촬영하여서 시나리오 이미지와 정상이미지를 비교하여 결론을 도출시킨다.

4. Phantom을 이용한 촬영실습

1) 영상크기 :

2) 촬영 방법

①

②

③

④

⑤

3) 중심선

-

4) 촬영 point

5) 촬영조건

구분	장치명	피사체 두께	kVp	mA	Sec	SID	검출기 종류	기타
1차								
2차								
3차								

5. 항목별 영상 평가(image check of evaluation items)

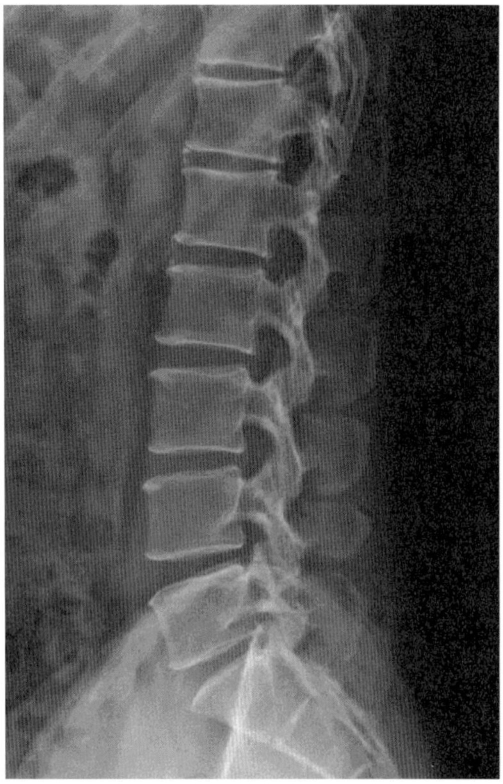

요추 측방향 엑스선영상

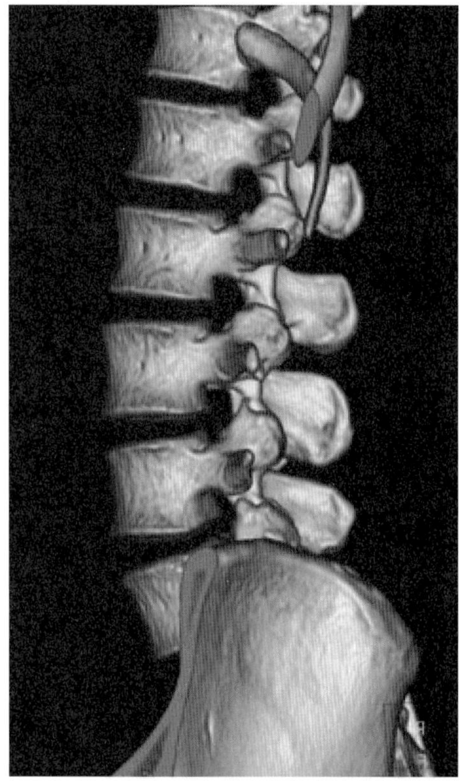

요추 측방향 3D 영상

평 가 항 목	5	4	3	2	1
목적하는 해부학 구조가 잘 나타났는가?					
환자(phantom)의 위치는 정확한가?					
촬영의 기하학적 조건(SID, OID, angle, etc.)을 충족하였는가?					
촬영조건(kVp, mA, sec)의 설정은 적절한가?					
영상의 농도는 적절한가?					
영상의 대조도(연부조직과 뼈의 관찰 정도)는 적절한가?					
영상의 선예도(피사체의 경계면 표현 정도)는 적절한가?					
IR면과 피사체의 방향이 균형 있게 촬영이 잘되어있는가?					
side mark의 크기 및 위치는 적절한가?					
실습영상이 진단에 유용하게 사용될 수 있겠는가?					
총 점					

6. 시나리오 영상의 평가

7. 환자유형에 따른 방사선사의 대응 (교수가 상황별 주제를 제시)

8. 결론(conclusion)

73. 요추 전후 사방향 촬영 (lumbar vertebrae oblique projection) RAO, LAO 자세

실 습 일	점 수
년 월 일	A B C

1. 촬영목적(purpose)

외상성 골절, 염증, 종양 등의 병변의 유무를 관찰한다.

- anatomical shown :

- lesion(diagnosis) :

2. 영상해부도(anatomical structure)

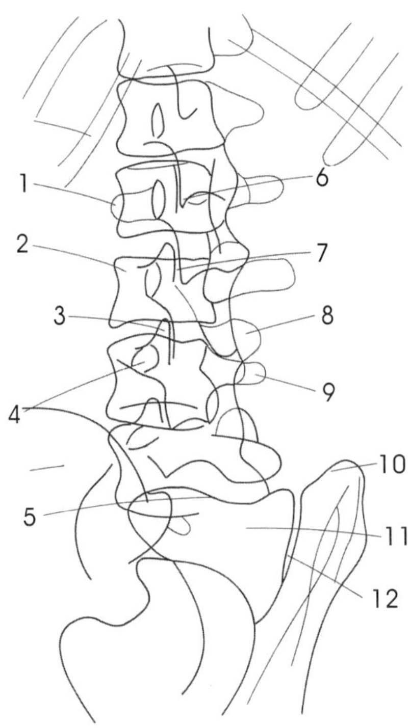

요추 전후사방향 엑스선영상 해부도

3. 촬영방법(method)

1) 영상크기 : 허리뼈를 중심으로 11번 등뼈부터 엉치뼈 윗부분까지 포함하는 사이즈

2) 환자 촬영 방법

① 환자는 선 자세 또는 누운 자세로 한다.

② 반바로누운자세(semi-supine자세)의 촬영이 곤란한 환자의 경우 선 자세 또는 앉은 자세로 하지만 안정된 자세가 어렵기 때문에 의자를 이용하여 앉은 자세를 하는 것이 고통을 덜어줄 수 있다.

③ 촬영대의 중앙선에 척추가 오도록 허리뼈는 가시돌기에서 외측으로 5㎝를 지나는 종단면에 놓이게 한다.

④ 환자에게 양팔을 편안하게 하도록 유지시키고 거상된 쪽의 어깨와 엉덩이와 무릎을 고정용구를 받쳐 적합한 각도의 높이로 고정한다.

⑤ 환자의 몸의 각도를 허리의 돌기관절면을 위해서는 수평면으로부터 45° 되게 한다.

⑥ IR면 중앙에는 제3허리뼈(L_3)가 놓이게 한다.

⑦ side mark를 놓는다.

⑧ 환자의 피폭을 최소화하기 위해 조사면을 영상크기에 알맞게 조절한다.

⑨ 엑스선 튜브의 중앙, 피사체의 중앙 그리고 IR의 중앙을 수직선상에서 일치시킨다.

⑩ 촬영조건을 설정하고 환자의 움직임을 멈추게 하고 환자를 응시하면서 엑스선을 조사한다.

3) 중심선

- 셋째 허리뼈(L_3)를 향해 IR면에 대해 수직으로 입사한다.
- CR is vertically to the 3rd lumbar spine.

4) 촬영 point

① 허리척추뼈고리 및 척추사이관절이 선명하게 나타나도록 촬영되어야 한다.

② 가로돌기, 위아래관절돌기, 척추뼈고리 및 가시돌기로 이루어진 형태의 Scotty dog sign이 나타나야 한다.

③ Scotty dog sign은 양측비교 관찰이 원칙이기 때문에 반드시 양쪽 사방향촬영이 필요하다.

④ 생식샘의 방사선 피폭을 줄이기 위해 조사범위를 엄밀하게 제한하고 생식샘은 보호용구로 차폐해 준다.

5) 조별 시나리오 작성

피사체, 장비, 기구, 촬영조건, 촬영자의 실수 등을 예견하여 교과서와 다른 촬영시나리오를 작성하여 촬영하여서 시나리오 이미지와 정상이미지를 비교하여 결론을 도출시킨다.

4. Phantom을 이용한 촬영실습

1) 영상크기 :

2) 촬영 방법

①

②

③

④

⑤

3) 중심선

-

4) 촬영 point

5) 촬영조건

구분	장치명	피사체 두께	kVp	mA	Sec	SID	검출기 종류	기타
1차								
2차								
3차								

5. 항목별 영상 평가(image check of evaluation items)

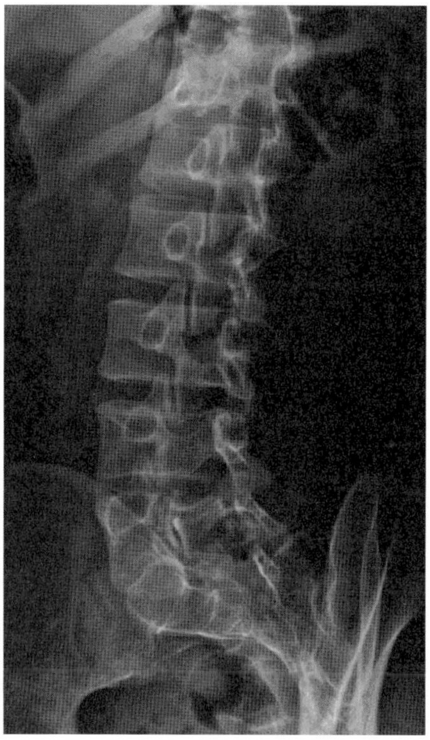

요추 사방향(RPO) 엑스선영상

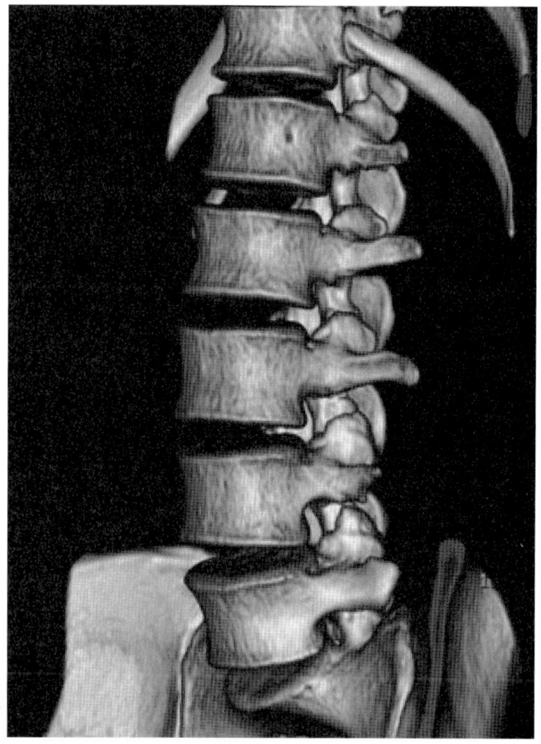

요추 사방향(RPO) 3D 영상

평 가 항 목	5	4	3	2	1
목적하는 해부학 구조가 잘 나타났는가?					
환자(phantom)의 위치는 정확한가?					
촬영의 기하학적 조건(SID, OID, angle, etc.)을 충족하였는가?					
촬영조건(kVp, mA, sec)의 설정은 적절한가?					
영상의 농도는 적절한가?					
영상의 대조도(연부조직과 뼈의 관찰 정도)는 적절한가?					
영상의 선예도(피사체의 경계면 표현 정도)는 적절한가?					
IR면과 피사체의 방향이 균형 있게 촬영이 잘되어있는가?					
side mark의 크기 및 위치는 적절한가?					
실습영상이 진단에 유용하게 사용될 수 있겠는가?					
총 점					

6. 시나리오 영상의 평가

7. 환자유형에 따른 방사선사의 대응 (교수가 상황별 주제를 제시)

8. 결론(conclusion)

74. 천골 전후방향 촬영 (sacrum AP projection)

실 습 일	점 수
년 월 일	A B C

1. 촬영목적(purpose)

엉치뼈, 엉치엉덩관절(천장관절 SI joint)의 외상성 질환에 의한 골절과 전위성 종양에 의한 병변의 유무를 관찰한다.

- anatomical shown :

- lesion(diagnosis) :

2. 영상해부도(anatomical structure)

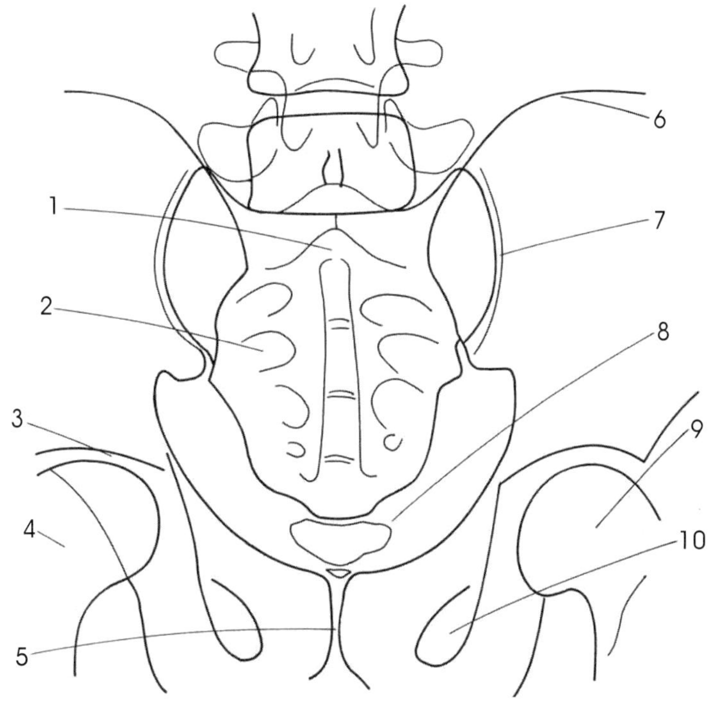

천골 전후방향 엑스선영상 해부도

3. 촬영방법(method)

1) 영상크기 : 엉치뼈를 중심으로 골반을 포함하는 사이즈

2) 환자 촬영 방법

① 환자는 전후방향 촬영과 후전방향 촬영을 할 수 있다.
② 환자는 누운자세와 엎드린 자세로 촬영대 중앙선에 신체의 정중시상면이 오도록 한다.
③ 환자의 팔꿈치는 굽히고, 편안하게 팔을 놓고 좌우균형잡힌 자세로 조정한다.
④ 양 어깨를 같은 수평면에 위치시키고 환자의 무릎아래에 지지물을 놓아 척추를 반드시 펴게 한다.
⑤ 두덩결합(치골결합)과 앞위엉덩뼈가시(전상장골극)사이의 중간을 지나는 수평면의 중앙점에 입사한다.
⑥ side mark를 놓는다.
⑦ 환자의 피폭을 최소화하기 위해 조사면을 영상크기에 알맞게 조절한다.
⑧ 엑스선 튜브의 중앙, 피사체의 중앙 그리고 IR의 중앙을 수직선상에서 일치시킨다.
⑨ 촬영조건을 설정하고 환자의 움직임을 멈추게 하고 환자를 응시하면서 엑스선을 조사한다.

3) 중심선

- 양쪽 위앞엉덩뼈가시(ASIS) 중간 지점과 두덩결합(치골결합)의 사이 중앙점을 향해 머리쪽으로 15° 로 입사한다.
- Direct the central ray 15 degrees cephalad.

4) 촬영 point

① 남성 생식샘피폭을 감소시키기 위해 다리쪽 방향으로 조사범위를 넓히지 않도록 한다.
② 생식샘이 촬영 부위에 포함된다는 점에서 고감도의 감광재료계를 사용하는 것이 바람직하다.
③ 조사범위는 엉치뼈 영역이 충분히 포함되는 범위로 한다.
④ 골반내의 분변, 가스 등에 의한 장해음영을 가능한 제거하기 위해 촬영 직전의 배뇨. 배변이 요구된다.
⑤ 엉치뼈바닥, 위관절돌기, 엉치뼈관절(천골관절), 앞엉치뼈구멍(전천골공), 엉덩뼈능선(장골능)이 선명하게 촬영되어야 한다.

5) 조별 시나리오 작성

피사체, 장비, 기구, 촬영조건, 촬영자의 실수 등을 예견하여 교과서와 다른 촬영시나리오를 작성하여 촬영하여서 시나리오 이미지와 정상이미지를 비교하여 결론을 도출시킨다.

4. Phantom을 이용한 촬영실습

1) 영상크기 :

2) 촬영 방법

①

②

③

④

⑤

3) 중심선

-

4) 촬영 point

5) 촬영조건

구분	장치명	피사체 두께	kVp	mA	Sec	SID	검출기 종류	기타
1차								
2차								
3차								

5. 항목별 영상 평가(image check of evaluation items)

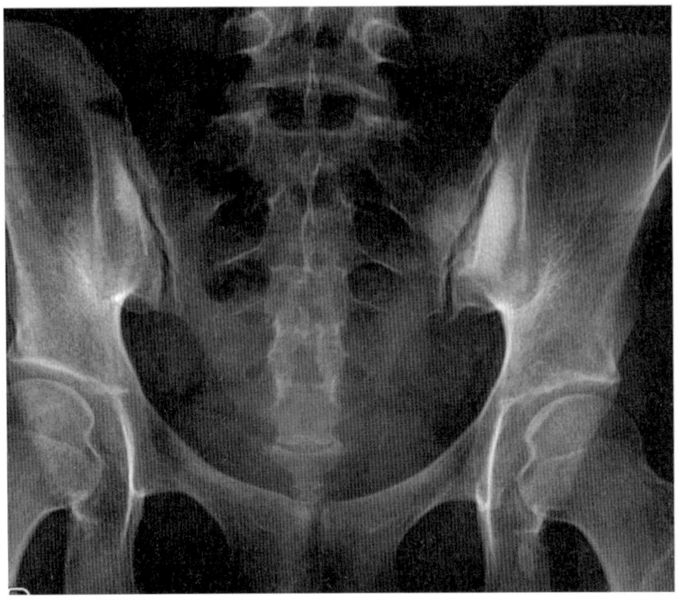

천골 전후방향 엑스선영상

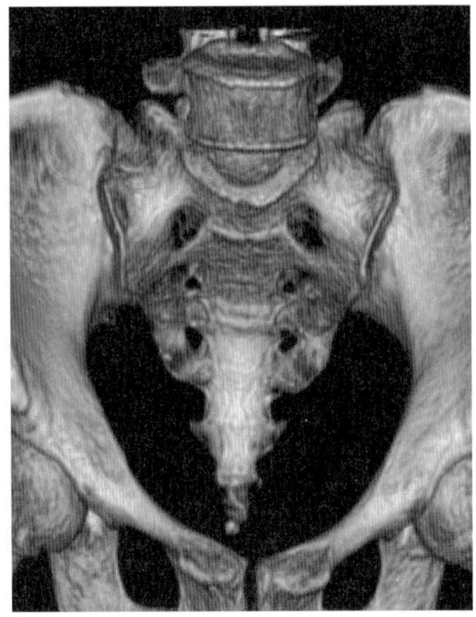

천골 전후방향 3D 영상

평 가 항 목	5	4	3	2	1
목적하는 해부학 구조가 잘 나타났는가?					
환자(phantom)의 위치는 정확한가?					
촬영의 기하학적 조건(SID, OID, angle, etc.)을 충족하였는가?					
촬영조건(kVp, mA, sec)의 설정은 적절한가?					
영상의 농도는 적절한가?					
영상의 대조도(연부조직과 뼈의 관찰 정도)는 적절한가?					
영상의 선예도(피사체의 경계면 표현 정도)는 적절한가?					
IR면과 피사체의 방향이 균형 있게 촬영이 잘되어있는가?					
side mark의 크기 및 위치는 적절한가?					
실습영상이 진단에 유용하게 사용될 수 있겠는가?					
총 점					

6. 시나리오 영상의 평가

7. 환자유형에 따른 방사선사의 대응 (교수가 상황별 주제를 제시)

8. 결론(conclusion)

75. 천골 측방향 촬영 (sacrum lateral projection)

실 습 일	점 수
년 월 일	A B C

1. 촬영목적(purpose)

외상성 질환에 의한 골절, 전이성 종양에 의한 병변의 유무를 관찰한다.

- anatomical shown :

- lesion(diagnosis) :

2. 영상해부도(anatomical structure)

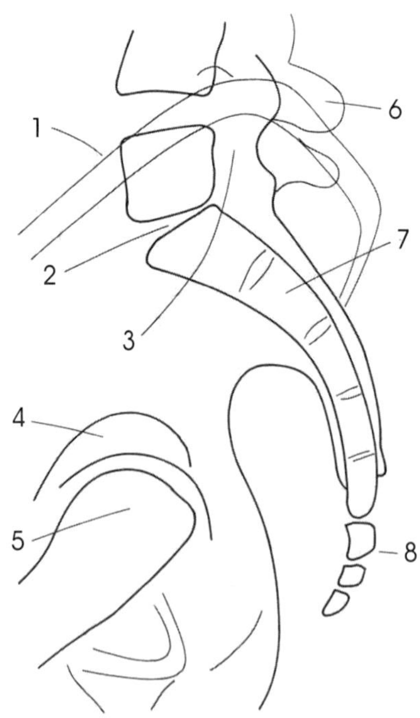

천골 측방향 엑스선영상 해부도

3. 촬영방법(method)

1) 영상크기 : 엉치뼈를 중심으로 골반을 포함하는 사이즈

2) 환자 촬영 방법

① 촬영하고자 하는 쪽의 옆으로 누운자세로 하고, 양쪽 엉덩이와 무릎을 포개서 구부린다.
② 촬영대의 중앙선에 겨드랑중앙선에서 약 7.5cm 뒤를 지나는 이마면이 놓이게 한다.
③ 구간부와 직각으로 팔이 놓이게 하고 환자의 자세를 유지하기 위해 윗쪽 손으로 촬영대의 모서리를 잡게 한다.
④ 양쪽 무릎이 정확하게 겹치고 아래쪽 무릎을 엉덩이 높이에 놓이게 한다.
⑤ 무릎과 발목사이에 고정용구를 받쳐 엉치뼈과 무릎의 높이가 같게 조정한다.
⑥ 엉치뼈 전체가 적정한 농도로 선명하게 촬영되어야 한다.
⑦ 엑스선 튜브의 중앙, 피사체의 중앙 그리고 IR의 중앙을 수직선상에서 일치시킨다.
⑧ 촬영조건을 설정하고 환자의 움직임을 멈추게 하고 환자를 응시하면서 엑스선을 조사한다.

3) 중심선

- 위엉치뼈 중앙을 향해 IR면에 대해 수직으로 입사한다.
- Direct the central ray perpendicularly to the mid point of the image receptor.

4) 촬영 point

① 엉치뼈가 포함되도록 조사면을 조절한다.
② 척추의 장축이 촬영대면과 수평이 되도록 가슴우리와 다리에 지지물을 놓아 고정시킨다.
③ 생식샘이 촬영 범위내에 포함된다는 점에서 고감도의 감광재료계를 사용하는 것이 바람직하다.

5) 조별 시나리오 작성

피사체, 장비, 기구, 촬영조건, 촬영자의 실수 등을 예견하여 교과서와 다른 촬영시나리오를 작성하여 촬영하여서 시나리오 이미지와 정상이미지를 비교하여 결론을 도출시킨다.

4. Phantom을 이용한 촬영실습

1) 영상크기 :

2) 촬영 방법

①

②

③

④

⑤

3) 중심선

-

4) 촬영 point

5) 촬영조건

구분	장치명	피사체 두께	kVp	mA	Sec	SID	검출기 종류	기타
1차								
2차								
3차								

5. 항목별 영상 평가(image check of evaluation items)

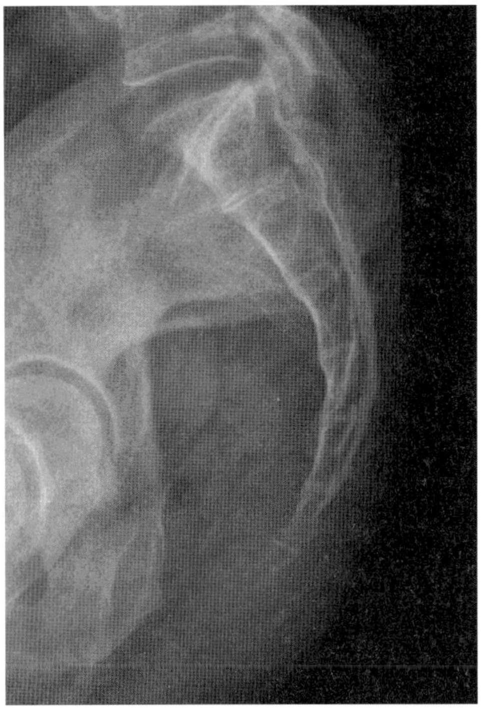

천골 측방향 엑스선영상

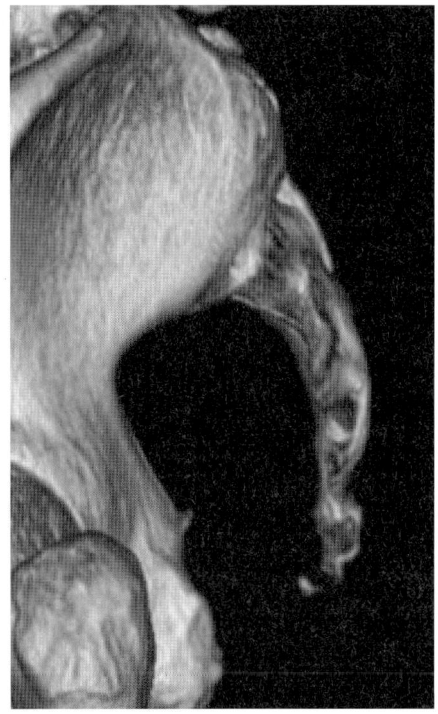

천골 측방향 3D 영상

평 가 항 목	5	4	3	2	1
목적하는 해부학 구조가 잘 나타났는가?					
환자(phantom)의 위치는 정확한가?					
촬영의 기하학적 조건(SID, OID, angle, etc.)을 충족하였는가?					
촬영조건(kVp, mA, sec)의 설정은 적절한가?					
영상의 농도는 적절한가?					
영상의 대조도(연부조직과 뼈의 관찰 정도)는 적절한가?					
영상의 선예도(피사체의 경계면 표현 정도)는 적절한가?					
IR면과 피사체의 방향이 균형 있게 촬영이 잘되어있는가?					
side mark의 크기 및 위치는 적절한가?					
실습영상이 진단에 유용하게 사용될 수 있겠는가?					
총 점					

6. 시나리오 영상의 평가

7. 환자유형에 따른 방사선사의 대응 (교수가 상황별 주제를 제시)

8. 결론(conclusion)

76. 미골 전후방향 촬영 (coccyx AP projection)

실 습 일	점 수
년 월 일	A B C

1. 촬영목적(purpose)

외상성 질환에 의한 꼬리뼈(미골)의 구조, 골절 등의 병변 유무를 관찰한다.

- anatomical shown :

- lesion(diagnosis) :

2. 영상해부도(anatomical structure)

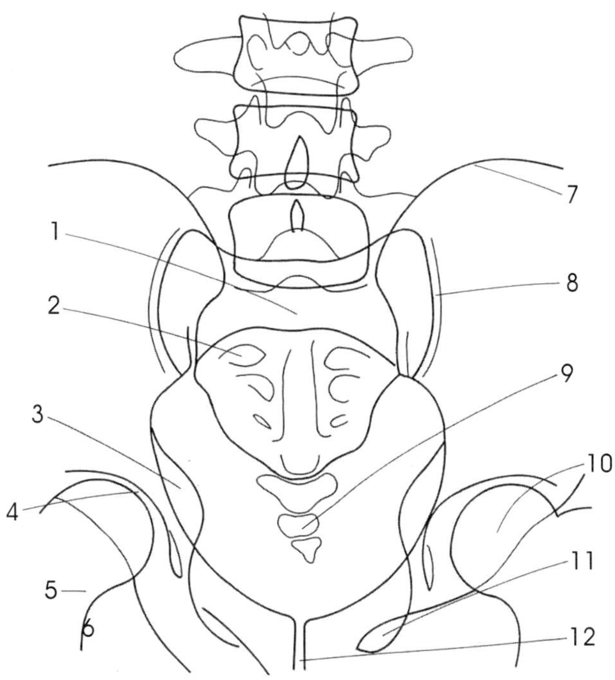

미골 전후방향 엑스선영상 해부도

3. 촬영방법(method)

1) 영상크기 : 꼬리뼈를 중심으로 골반을 포함하는 사이즈

2) 환자 촬영 방법

① 환자는 전후방향과 후전방향 촬영을 할 수 있다.
② 환자는 누운자세와 엎드린 자세로 촬영대 중앙선에 신체의 정중시상면이 오도록 한다.
③ 환자의 팔꿈치는 굽히고 편안하게 팔을 놓고 좌우 균형잡힌 자세로 조정한다.
④ 양 어깨를 같은 수평면에 위치시키고 환자의 무릎 아래에 지지물을 놓아 척추를 반드시 펴게 한다.
⑤ 조사범위는 꼬리뼈영역이 충분히 포함되는 범위로 좁힌다.
⑥ side mark를 놓는다.
⑦ 환자의 피폭을 최소화하기 위해 조사면을 영상크기에 알맞게 조절한다.
⑧ 엑스선 튜브의 중앙, 피사체의 중앙 그리고 IR의 중앙을 수직선상에서 일치시킨다.
⑨ 촬영조건을 설정하고 환자의 움직임을 멈추게 하고 환자를 응시하면서 엑스선을 조사한다.

3) 중심선

- 양쪽 위앞엉덩뼈가시(상전장골극 ASIS) 중간 지점과 두덩결합(치골결합)의 사이 중앙점을 향해 발쪽으로 10°로 입사한다.
- With the patient supine: angle the central ray 10 degrees caudad and center to a point about 2 inches superior to the pubic symphysis.

4) 촬영 point

① 생식샘이 촬영범위에 포함된다는 점에서 고감도의 감광재료계의 사용이 바람직하다.
② 골반 내의 분변, 가스 등에 의한 장해음영상을 가능한 한 제거하기 위해 촬영 직전에 배뇨, 배변이 바람직하다.
③ 꼬리뼈와 두덩뼈(치골)가 겹치지 않도록 하고, 엉치뼈끝(천골첨)과 꼬리뼈의 정면상이 선명하게 촬영되어야 한다.
④ 화질 개선을 위해 자동노출제어장치(AEC)를 사용하거나 조사범위를 최소한도로 제한하는 방법을 고려한다.

5) 조별 시나리오 작성

피사체, 장비, 기구, 촬영조건, 촬영자의 실수 등을 예견하여 교과서와 다른 촬영시나리오를 작성하여 촬영하여서 시나리오 이미지와 정상이미지를 비교하여 결론을 도출시킨다.

4. Phantom을 이용한 촬영실습

1) 영상크기 :

2) 촬영 방법

①

②

③

④

⑤

3) 중심선

-

4) 촬영 point

5) 촬영조건

구분	장치명	피사체 두께	kVp	mA	Sec	SID	검출기 종류	기타
1차								
2차								
3차								

5. 항목별 영상 평가(image check of evaluation items)

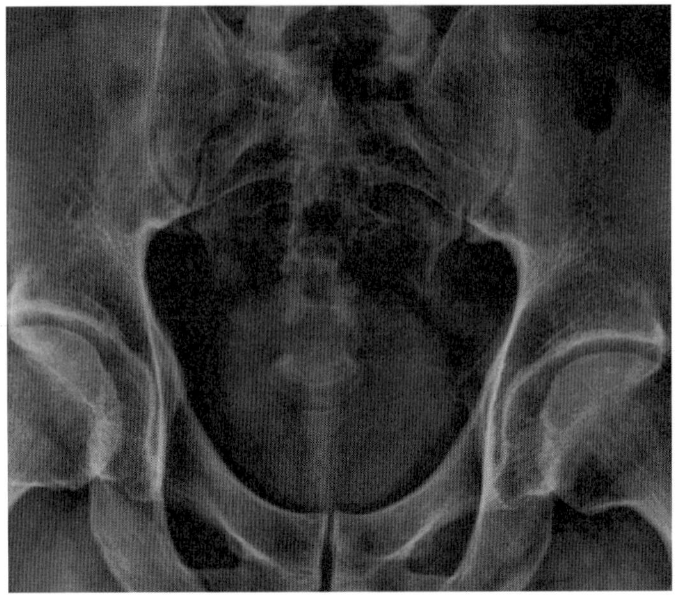

미골 전후방향 엑스선영상

평 가 항 목	5	4	3	2	1
목적하는 해부학 구조가 잘 나타났는가?					
환자(phantom)의 위치는 정확한가?					
촬영의 기하학적 조건(SID, OID, angle, etc.)을 충족하였는가?					
촬영조건(kVp, mA, sec)의 설정은 적절한가?					
영상의 농도는 적절한가?					
영상의 대조도(연부조직과 뼈의 관찰 정도)는 적절한가?					
영상의 선예도(피사체의 경계면 표현 정도)는 적절한가?					
IR면과 피사체의 방향이 균형 있게 촬영이 잘되어있는가?					
side mark의 크기 및 위치는 적절한가?					
실습영상이 진단에 유용하게 사용될 수 있겠는가?					
총 점					

6. 시나리오 영상의 평가

7. 환자유형에 따른 방사선사의 대응 (교수가 상황별 주제를 제시)

8. 결론(conclusion)

77. 천장관절 전후 사방향 촬영 (sacroiliac joint AP oblique projection) RPO, LPO 자세

실 습 일	점 수
년 월 일	A B C

1. 촬영목적(purpose)

외상성 질환에 의한 골절, 탈구, 골반 불안정증 등의 병변 유무를 관찰한다.

- anatomical shown :

- lesion(diagnosis) :

2. 영상해부도(anatomical structure)

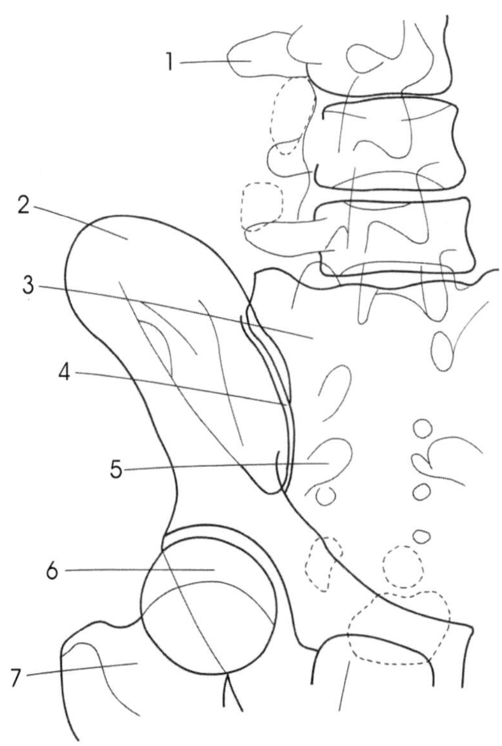

천장관절 전후사방향 엑스선영상 해부도

3. 촬영방법(method)

1) 영상크기 : sacroiliac joint를 중심으로 골반의 일부가 포함되는 사이즈

2) 환자 촬영 방법

① 환자는 바로누운자세로 한다.
② 검사측을 들어 몸을 25° 각도로 회전하고, 넙다리뼈(대퇴) 위부분에 고정용구를 받치고 가슴우리 아래와 어깨를 받쳐 움직이지 않도록 고정한다.
③ 촬영대의 중앙선에 올린쪽 위앞엉덩뼈가시(상전장골극, ASIS)에서 2.5㎝ 내측을 지나는 시상면이 놓이게 한다.
④ 팔은 편안한 자세가 되게하고 어깨는 동일 수평면상에 놓는다.
⑤ 무릎은 엉덩이 높이로 올라가도록 들어올리고 몸의 등쪽이 촬영대로 부터 25~30° 정도 경사지게 몸을 회전시킨다.
⑥ side mark를 놓는다.
⑦ 환자의 피폭을 최소화하기 위해 조사면을 영상크기에 알맞게 조절한다.
⑧ 엑스선 튜브의 중앙, 피사체의 중앙 그리고 IR의 중앙을 수직선상에서 일치시킨다.
⑨ 촬영조건을 설정하고 환자의 움직임을 멈추게 하고 환자를 응시하면서 엑스선을 조사한다.

3) 중심선

- 검사쪽 위앞엉덩뼈가시(상전장골극 anterior superior iliac spine, ASIS)를 향해 IR면에 수직으로 입사한다.
- CR is vertically to the anterior superior iliac spine

4) 촬영 point

① 사방향촬영을 하기 때문에 몸의 움직임에 주의해야 한다.
② 엉치엉덩관절이 포함되도록 조사범위를 조절한다.
③ 엉치뼈능선과 엉덩뼈능선이 분리되고 관절사이가 선명하게 촬영되어야 한다.

5) 조별 시나리오 작성

피사체, 장비, 기구, 촬영조건, 촬영자의 실수 등을 예견하여 교과서와 다른 촬영시나리오를 작성하여 촬영하여서 시나리오 이미지와 정상이미지를 비교하여 결론을 도출시킨다.

4. Phantom을 이용한 촬영실습

1) 영상크기 :

2) 촬영 방법

①

②

③

④

⑤

3) 중심선

-

4) 촬영 point

5) 촬영조건

구분	장치명	피사체 두께	kVp	mA	Sec	SID	검출기 종류	기타
1차								
2차								
3차								

5. 항목별 영상 평가(image check of evaluation items)

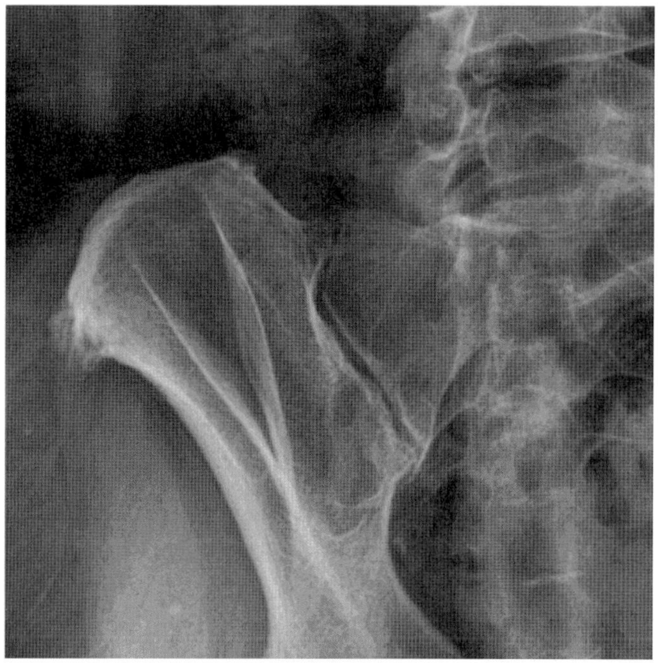

천장관절 전후사방향(LPO) 엑스선영상

평 가 항 목	5	4	3	2	1
목적하는 해부학 구조가 잘 나타났는가?					
환자(phantom)의 위치는 정확한가?					
촬영의 기하학적 조건(SID, OID, angle, etc.)을 충족하였는가?					
촬영조건(kVp, mA, sec)의 설정은 적절한가?					
영상의 농도는 적절한가?					
영상의 대조도(연부조직과 뼈의 관찰 정도)는 적절한가?					
영상의 선예도(피사체의 경계면 표현 정도)는 적절한가?					
IR면과 피사체의 방향이 균형 있게 촬영이 잘되어있는가?					
side mark의 크기 및 위치는 적절한가?					
실습영상이 진단에 유용하게 사용될 수 있겠는가?					
총 점					

6. 시나리오 영상의 평가

7. 환자유형에 따른 방사선사의 대응 (교수가 상황별 주제를 제시)

8. 결론(conclusion)

종합문제
[Spine]

【문제 1】 척추를 순서대로 5가지로 분류하고 개수를 쓰시오.

【문제 2】 목뼈나 허리의 기능을 보기 위해서 시행하는 촬영은?

【문제 3】 척추의 만곡계측 중 1차만곡 대해서 설명하시오.

【문제 4】 등뼈와 허리뼈의 구조적으로 다름을 설명하시오.

【문제 5】 경추전후방향촬영에서 잘 안보이는 것은 몇 번째 목뼈인가?

【문제 6】 경추전후방향촬영에서 엑스선 노출 중 아래턱뼈를 율동적으로 움직이는 상태에서 촬영하는 방법은?

【문제 7】 심한 목뼈부상환자의 측면촬영을 할 때 환자를 움직이지 않고 촬영할 수 있는 응용방법은?

【문제 8】 경추측방향촬영에서 SID를 180cm이상으로 하는 이유는?

【문제 9】 경추전후사방향촬영에서 척추사이구멍을 통해 흐르는 해부학적 구조물은?

【문제 10】 경추전후사방향촬영에서 IR면에 대하여 몸의 이상적인 회전각도는?

【문제 11】 목뼈와 등뼈의 측면사진에서 양쪽어깨가 겹치지 않고 촬영하는 방법은?

【문제 12】 경추개구위 촬영(open mouth projection)에서 목적하는 해부학적 구조는?

【문제 13】 흉추전후방향촬영의 중심엑스선은?

【문제 14】 흉추전후방향촬영에서 heel effect를 이용할 경우 음극을 어느 쪽으로 두어야 하는가?

【문제 15】 흉추측방향촬영(thoracic lateral projection)에서 엑스선 조사 시 호흡법은?

【문제 16】 흉추측방향촬영에서 왼쪽을 IR면에 두는 이유는?

【문제 17】 척추측만증의 검사를 목적으로 하는 촬영법은?

【문제 18】 척추에서 압박골절이란 무엇인가?

【문제 19】 요추전후방향촬영에서 허리를 테이블면에 밀착시키는 방법은 무엇이 있는가?

【문제 20】 요추전후방향촬영에서 중심 엑스선의 입사점은 어디인가?

【문제 21】 요추전후방향촬영에서 caw head sign을 그려보시오.

【문제 22】 요추측방향촬영에서 척추가 테이블과 수평으로 되지 않을 경우 중심엑스선의 각도는?

【문제 23】 요추측방향촬영에서 기능촬영은 어떤 것이 있는가?

【문제 24】 척추 엑스선 검사에서 Scotty dog sign이 보이는 촬영부위 자세는?

【문제 25】 요추사방향촬영에서 잘 볼 수 있는 해부학적 명칭은?

【문제 26】 천골전후방향촬영에서 중심선은 어느 방향으로 15° 인가?

【문제 27】 천골과 미골전후방향촬영 시 전처치가 필요한 이유는 무엇인가?

【문제 28】 미골전후방향촬영 시 중심선은 어느 방향으로 10° 인가?

【문제 29】 미골측방향촬영 시 구조적인 원인 때문에 미골이 잘 촬영되지 않는다. 이 경우 만약 골절이 있다면 어떤 검사를 하는 것이 좋겠는가?

【문제 30】 척추측만증의 경우 cobb's 각도가 몇 도까지 관찰치료 하는가?

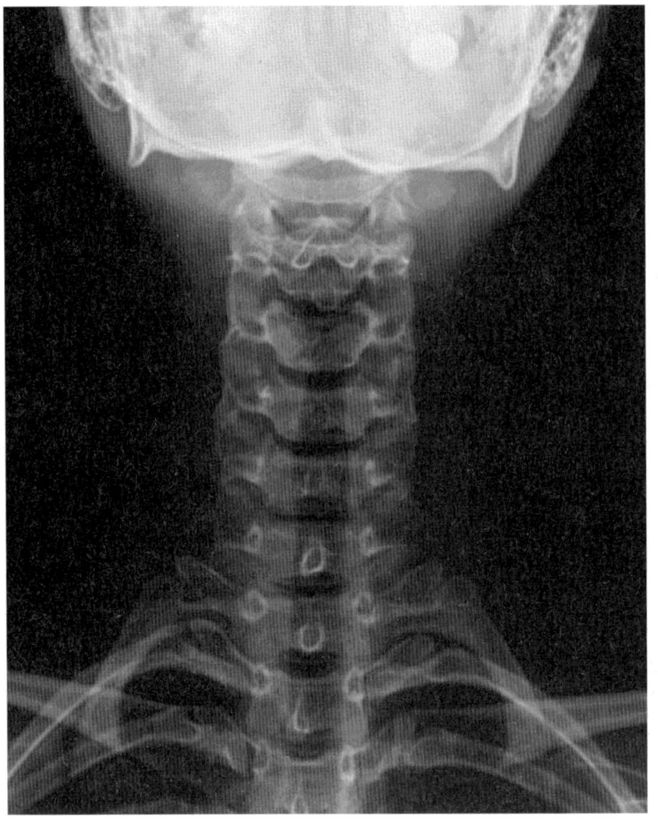

[사진 1]

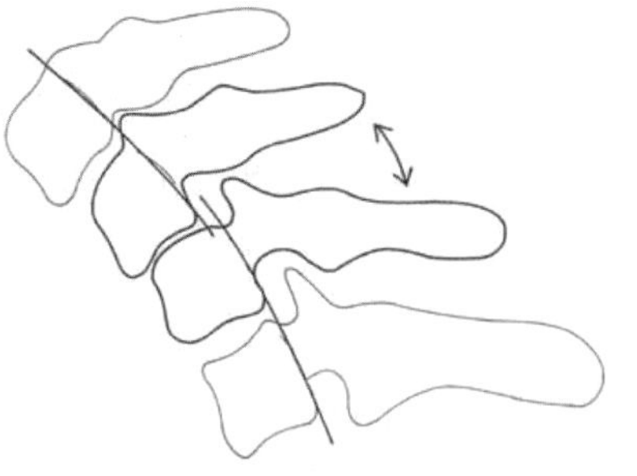

[사진 2]

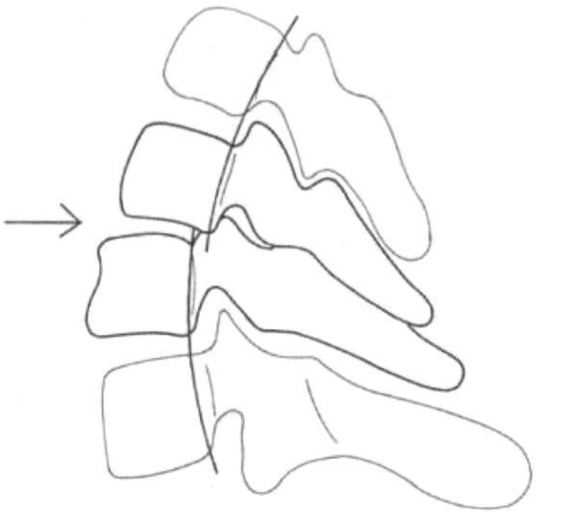

[사진 3]

【문제 1】 [사진 1]의 촬영법은?

【문제 2】 [사진 1]의 중심선은?

【문제 3】 목뼈 기능 촬영이다. [사진 2], [사진 3]의 촬영법은?

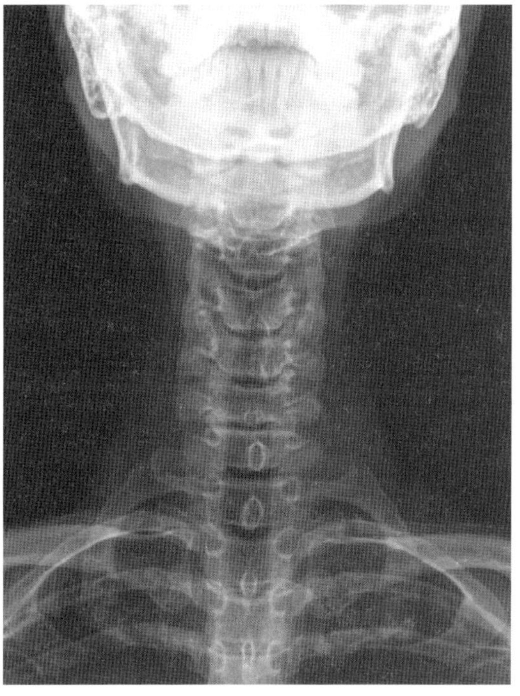

[사진 4]

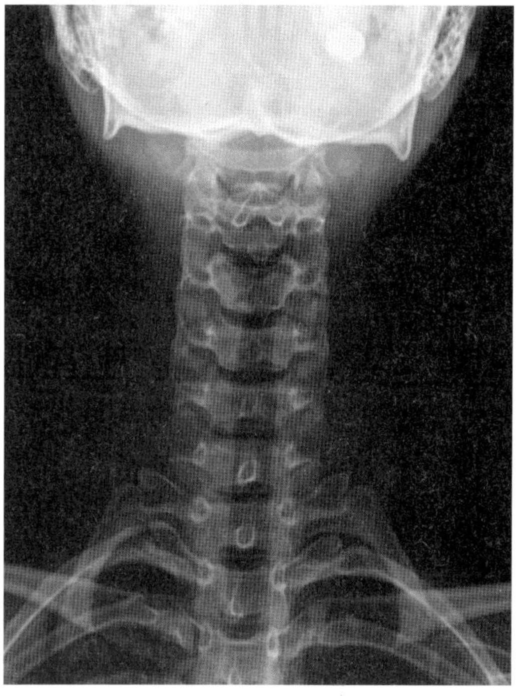

[사진 5]

【문제 4】 [사진 4], [사진 5] 촬영법을 비교 하시오

【문제 5】 아래턱뼈를 일정하게 저작운동하게 하여 촬영하는 방법은 어느 것인가?

【문제 6】 [사진 4]의 중심선은?

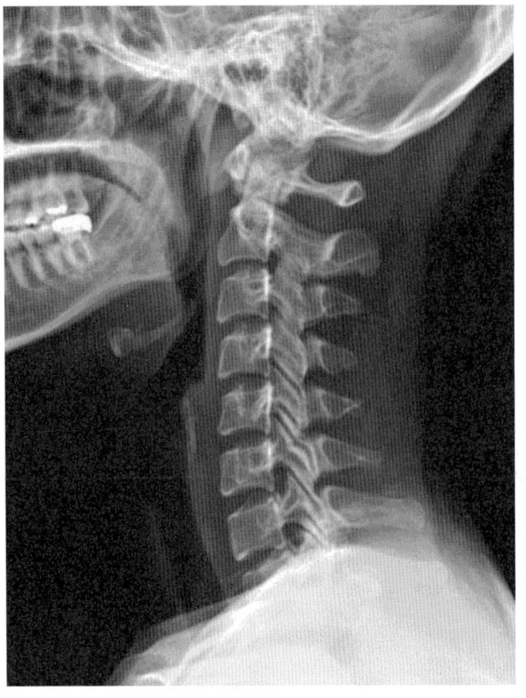

[사진 6]

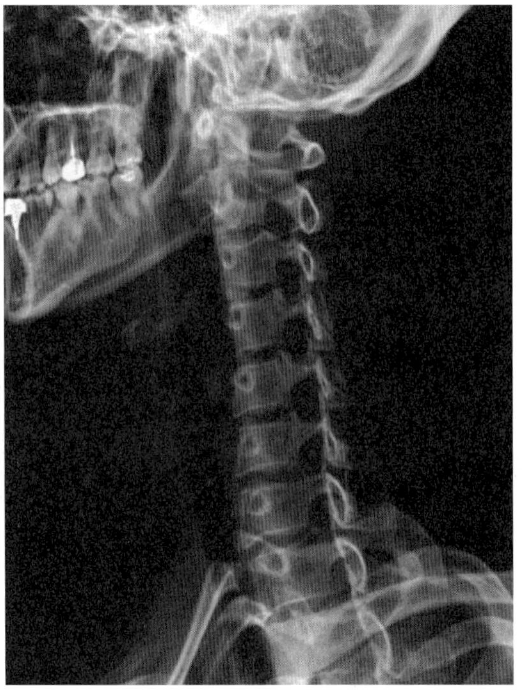

[사진 7]

【문제 7】 [사진 6]의 촬영법은?

【문제 8】 [사진 6] 촬영 시 SID는?

【문제 9】 [사진 6] 촬영 시 제7목뼈까지 전체 목뼈가 포함될 수 있도록 하려면 어떤 방법을 사용하는가?

【문제 10】 [사진 7]의 촬영법은?

【문제 11】 [사진 7] 촬영의 목적은?

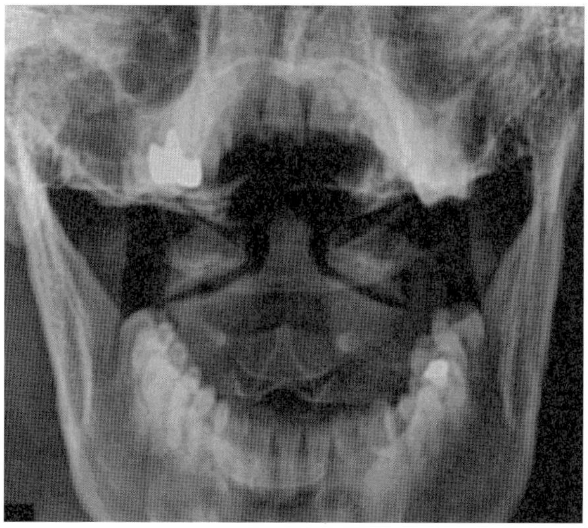

[사진 8]

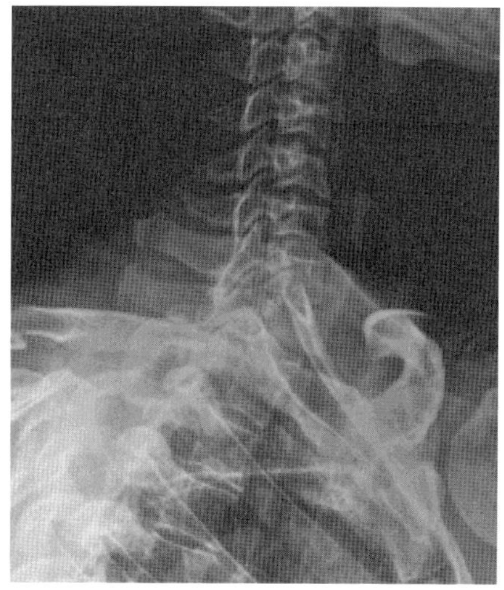

[사진 9]

【문제 12】 [사진 8]의 촬영법은?

【문제 13】 [사진 8]에서 보고자 하는 뼈는?

【문제 14】 [사진 8] 촬영 시 입을 크게 벌리고 촬영하는 이유는?

【문제 15】 [사진 9]의 촬영법은?

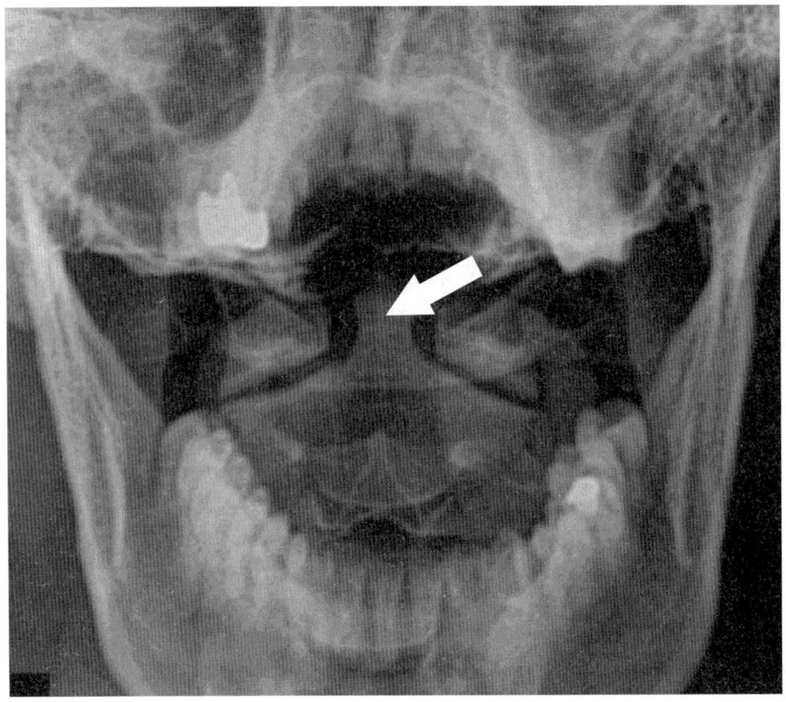

[사진 10]

【문제 16】 [사진 10]의 경추 개구위 촬영법에 관한 설명으로 옳지 않은 것은?

① 화살표는 치아돌기(odontoid process)이다.

② 고리뼈(환추, Atlas)와 중쇠뼈(축추, Axis)를 보기 위한 촬영이다.

③ 진단상 가장 중점을 두어야 할 부분은 치아돌기다.

④ 혀를 고정할 필요는 없다.

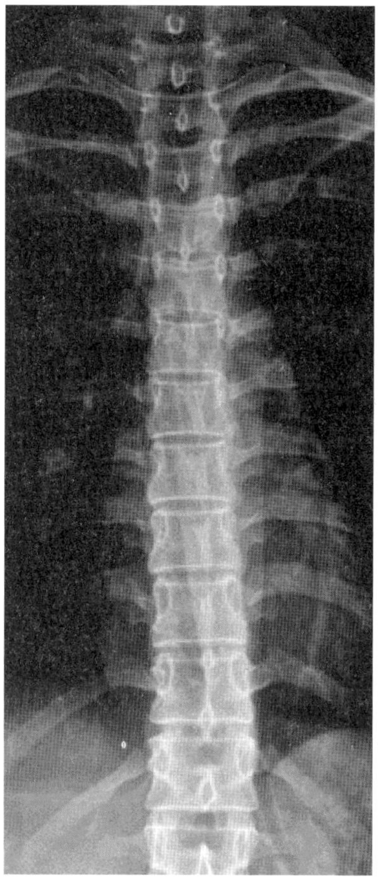

[사진 11]

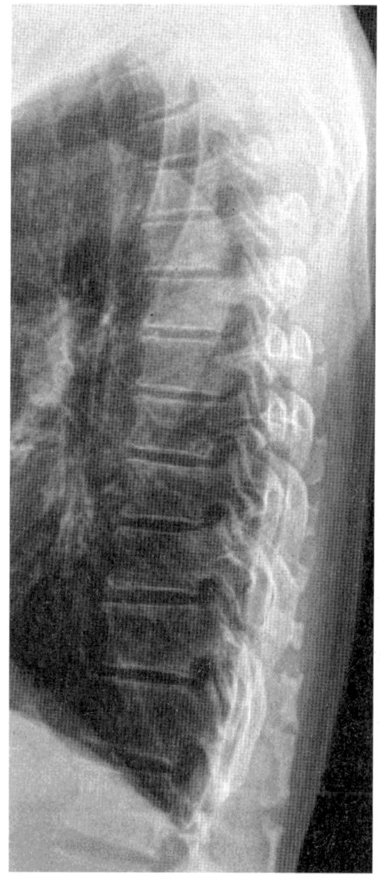

[사진 12]

【문제 17】 [사진 11], [사진 12]는 흉추(thoracic spine) 촬영이다. heel effect를 이용하면 등뼈의 일정한 사진농도를 얻을 수 있는 사진은?

【문제 18】 [사진 11], [사진 12]의 촬영의 허파혈관과 갈비뼈음영을 흐리게 하기 위한 호흡법은?

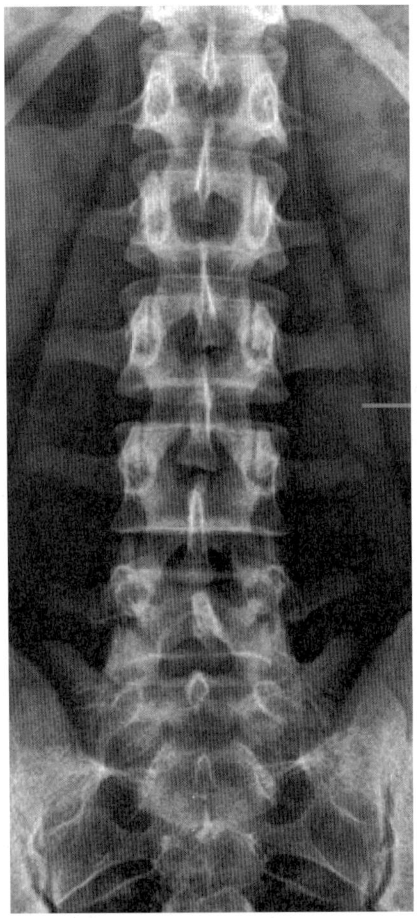

[사진 13]

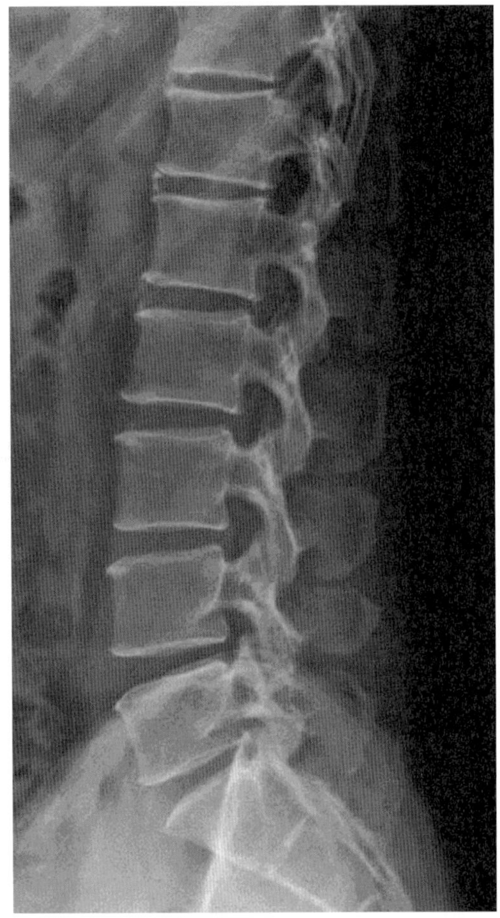

[사진 14]

【문제 19】 [사진 13] [사진 14]의 촬영법은?

【문제 20】 [사진 13]의 IR면 중심은?

【문제 21】 [사진 13] [사진 14]의 촬영 전 준비사항은?

【문제 22】 [사진 13]에서 잘 보이는 사진상의 특징은?

【문제 23】 [사진 14]의 촬영 시 척추가 촬영대 면에 수평을 이루지 않았다면 중심선을 어떻게 주어야 하는가?

【문제 24】 Cow head sign이 나타나는 촬영법은?

【문제 25】 Scotty dog sign의 촬영 체축각도는?

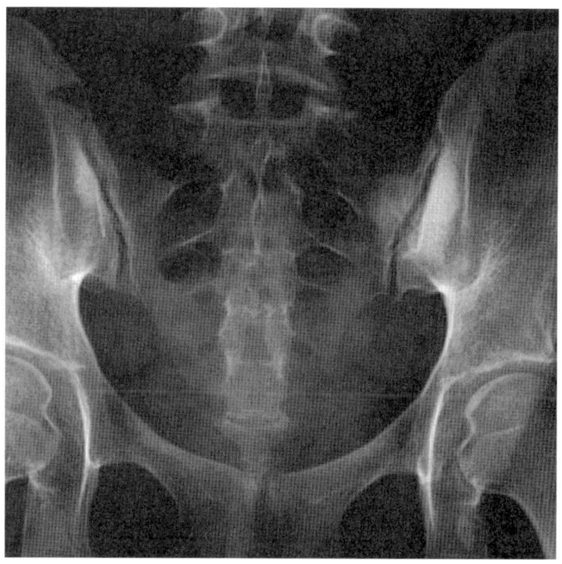

[사진 15]

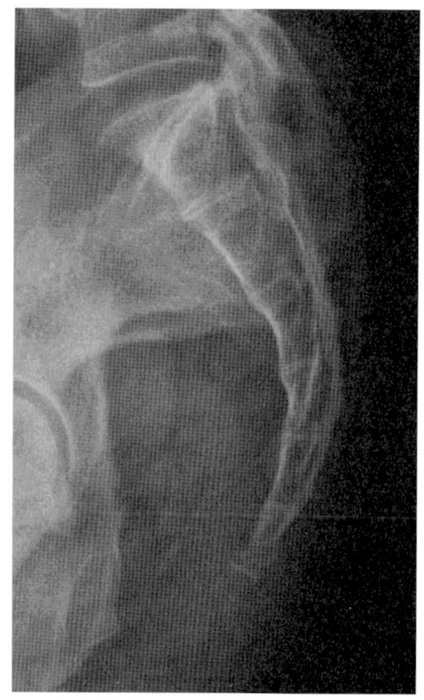

[사진 16]

【문제 26】 [사진 15] [사진 16]의 촬영법은?

【문제 27】 [사진 15]의 촬영 시 중심선은?

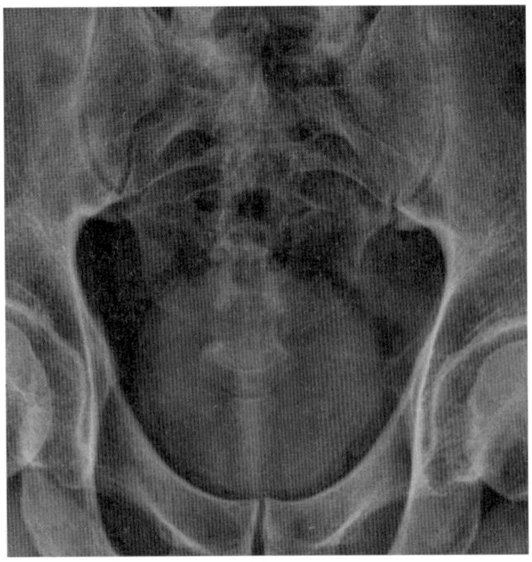

[사진 17]

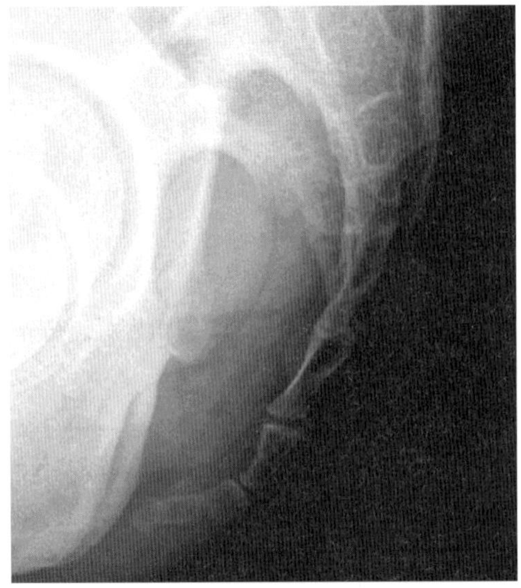

[사진 18]

【문제 28】 [사진 17] [사진 18]의 촬영법은?

【문제 29】 [사진 17]의 촬영 시 중심선은?

골반(pelvis)

1. 해부-병리

골반은 좌우 볼기뼈와 뒤벽을 이루는 엉치뼈와 꼬리뼈 및 다섯 번째 허리뼈로 구성된 그릇모양의 뼈대이다. 골반은 엉치뼈의 엉치뼈곶과 볼기뼈속면의 활꼴선을 따라 두덩결합 위모서리를 잇는 분계선을 경계로 분계선 위쪽의 큰골반과 분계선 아래쪽의 작은골반으로 구분한다. 큰골반은 엉덩뼈날개로 구성된 배안의 바닥에 해당되고 배부위 장기 등 주로 소화기관을 보호하며 거짓골반이라 한다. 작은골반은 골반안에 해당되며 방광, 전립샘, 자궁, 자궁관, 난소 및 곧창자 등 골반내장기관을 보호하고 여성의 경우 작은골반은 출산 시 산도가 되기도 하며 참골반이라고 한다.

방사선학적 검사에서 관찰할 수 있는 대표적인 질환이나 병변은 골절, 골염증, 골수염, 골종양, 골수종, 뼈위축, 인대나 근육의 염증, 출혈로 인한 부종, 이물질유무, 뼈결핵, 출산을 위한 골반계측 등이 있다.

2. 촬영법

(1) routine : AP projection, both oblique projection, lateral projection
(2) S-I joint : both oblique projection(elevated at lesion portion)
(3) both hip joint lateral view : modified cleaves method(frog-leg position)
(4) pelvimetry : Chassard-Lapine method(jackknife position), Ball method, Colcher-Sussman method, fetography
(5) hip joint lateral view : Lauenstein method, Hickey method, Lorenz method(Danelius-Miller method)
(6) pelvic & pubic bone : inlet view, outlet view, Teufel method, Taylor method, Lilienfeld method
(7) acetabulum : Teufel method, Dunlap method, Swanson method, Penner method

3. 선량(mGy)

독일의 성인 방사선검사에서의 환자선량 권고량

Examination	Projection	Dose-Area-Product (cGy × cm^2)	에어커마 (mGy)	흡수선량 (mGy)
chest	PA	20	0.21	0.3
chest	LAT	100	1.1	1.5
abdomen	AP	550	7.0	10

흉부(chest)

1. 해부-병리

가슴은 가슴우리를 제외하면 허파, 심장과 큰혈관을 포함하는 가슴세로칸 및 유방으로 구성되어 있다. 허파, 심장, 큰혈관 및 가슴세로칸에 대한 엑스선영상을 판독하기 위해 알아두어야 할 해부학을 가로막, 림프절을 포함해 서술한다. 허파는 주기관지에서 오른허파와 왼허파로 나뉜다. 오른허파는 위엽, 중간엽, 아래엽으로 나뉘고 왼허파는 위엽과 아래엽으로 나뉜다. 큰혈관에서 허파동맥과 허파정맥 중 허파동맥은 오른심실에서 나온 허파동맥줄기가 좌우로 나뉜다. 허파정맥은 세엽줄기나 소엽줄기를 뻗어 서로 합류하여 구역정맥, 허파엽정맥이 되어 상하허파정맥을 지나 왼심방으로 들어간다. 가슴세로칸은 가슴안을 좌우로 나누고 있는 격벽으로 이 안에 기관, 심장, 대동맥 등 여러 가지 조직과 장기를 싸고 있으며 각각의 부위에서 폭이 다르다. 심장은 각 부분의 밀도 차이가 없기 때문에 엑스선상에서는 구별없이 한 덩어리로 나타난다. 림프절은 커진 경우 가슴세로칸에서 큰 음영으로 나타나게 되며, 기관, 기관옆림프절, 기관지림프절, 기관지분기부림프절 등을 구별하고 있다. 가로막은 가슴과 배를 사이에 두고 있는 근육힘줄성의 격벽이다. 가로막의 시작점인 칼돌기, 일곱째에서 열두번째 갈비뼈, 첫째에서 셋째 허리뼈까지 판상의 힘줄 중심을 형성하여 머리를 향해 볼록한 원 모양을 이룬다.

방사선학적 검사에서 관찰할 수 있는 대표적인 질환이나 병변은 선천성 기형, 폐혈관성 질환, 폐먼지증, 공기가슴증, 폐렴, 폐농양, 폐경색, 무기폐, 폐결핵, 폐암, 가슴막 삼출액, 아스페르길루스증, 폐과오증, 폐섬유종, 심장비대증, 심방중격결손증, 해리성 대동맥류, 소아 식도 및 기도의 이물질 유무, 식도열공헤르니아, 석회화, 허파문림프종대 등이 있다.

2. 촬영법

(1) routine : PA projection, both oblique projection, lateral projection
(2) thick lesion side : high voltage technic
(3) apex : Lindblom method(lordotic position)
(4) air-fluid level : decubitus projection

3. 선량(mGy)

독일의 성인 방사선검사에서의 환자선량 권고량

<table>
<tr><th>Examination</th><th>Dose-Area-Product
(cGy × cm^2)</th><th>에어커마
(mGy)</th><th>흡수선량
(mGy)</th></tr>
<tr><td>CT head</td><td>CTDIw : 60mGy</td><td colspan="2">Dose-Area-Product
(cGy × cm^2) : 1050</td></tr>
<tr><td>CT abdomen</td><td>CTDIw : 24mGy</td><td colspan="2">Dose-Area-Product
(cGy × cm^2) : 1500</td></tr>
</table>

복부(abdomen)

1. 해부-병리

배에는 간장, 이자, 콩팥, 지라 등의 실질장기와 소화기 등의 장기가 포함되는데, 배 엑스선영상에서는 실질 장기의 크기, 형태, 위치를 인정하는 정도여서 장기의 해부학은 간단히 서술하고 판독을 하는데 있어서 중요한 배막안, 복막뒤공간에 관해서 자세히 서술한다. 간장은 일반적으로 오른위배에 위치해 있고 이자는 앞쪽 콩팥의 중앙을 횡단하고 있으며 머리, 몸통, 꼬리로 나뉜다. 콩팥은 일반적으로 제12등뼈의 윗모서리에서 제3허리뼈의 높이에 위치하고 오른콩팥은 왼콩팥보다 2~3cm 낮다. 지라는 왼쪽가로막 아래에 위치한다. 소화기의 장기는 위, 샘창자, 작은창자, 큰창자로 구분된다. 복부의 공간은 복막안과 복막뒤공간이 있다. 복막안은 가로막에서 가슴안과 접하며 복막으로 둘러싸인 공간이고 복막뒤공간은 벽쪽배막과 배가로근막 사이의 공간이다.

방사선학적 검사에서 관찰할 수 있는 대표적인 질환이나 병변은 공기 및 삼출액의 위치 확인, 소화관 천공, 창자막힘증(장폐색증, ileus), 작은창자폐쇄헤르니아, 소아의 창자겹침증(장중첩증, indigitation), 전공성복막염, 급성 충수염, 거대큰창자 증후군, 위석, 쓸개 및 간쓸개관 결석, 비뇨기계통 결석, 급·만성 이자염, 전립샘 석회화, 난소종양, 자궁근종, 복부내 이물, 복벽농양, 복수 등이 있다.

2. 촬영법

(1) routine : PA projection(erect), AP projection(supine)
(2) urinary system : KUB
(3) air-fluid level : decubitus projection
(4) G-I tract perforation : pneumogram

3. 선량(mGy)

독일의 성인 방사선검사에서의 환자선량 권고량

Examination	Projection	입사피부 조사선량(ESE) : 후방산랑 고려하지 않음	
		(mGy)	(mR)
chest	PA	0.25	25
abdomen	AP	4.50	450
C-spine	AP	1.25	125
L-spine	AP	5.00	500

78. 골반 및 고관절 전후방향 촬영 (pelvis and hip joint AP projection)

실 습 일	점 수
년 월 일	A B C

1. 촬영목적(purpose)

골반질환에는 골반의 외상, 종양, 각종대사성 및 유전성 질환이 있다. 단순촬영에서는 주로 교통사고, 추락 및 낙반사고 등 비교적 심한 외력에 의한 골절환자의 초기검사로 시행되고 있으며, 엉덩관절(고관절)에서는 퇴행성 엉덩관절염, 무혈성 괴사와 같은 병변 및 골절, 탈구 등을 검사한다.

- anatomical shown :

- lesion(diagnosis) :

2. 영상해부도(anatomical structure)

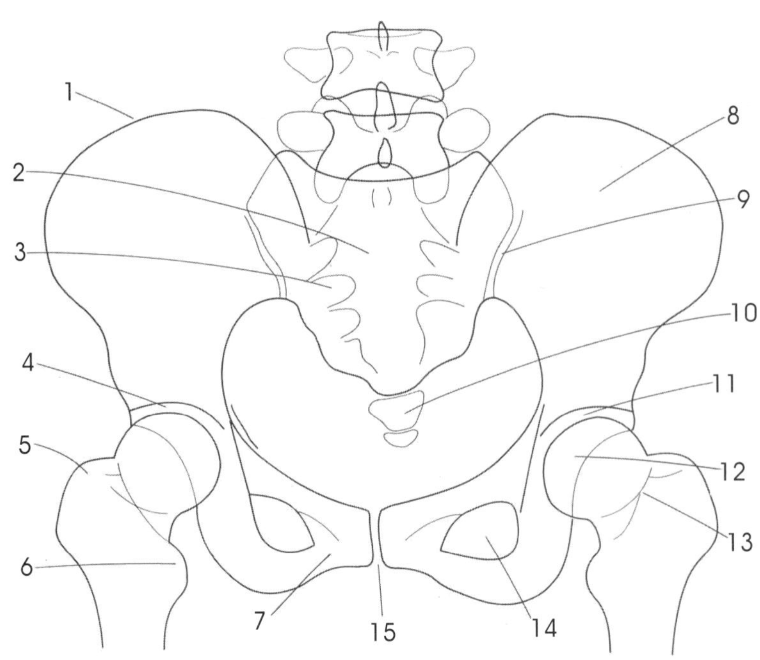

골반 전후방향 엑스선영상 해부도

3. 촬영방법(method)

1) 영상크기 : 골반전체와 아래쪽 허리뼈, 몸쪽 넙다리뼈가 포함 되는 사이즈

2) 환자 촬영 방법

① 환자는 바로누운자세를 취한다.
② 환자의 정중시상면(MSP)과 테이블의 중앙선을 일치시킨다.
③ 몸이 회전 되지 않고 정전후자세가 되게한다.
④ 넙다리뼈 목의 가쪽번짐(외번)을 방지하기 위해 발은 내측으로 15° 돌린다.
⑤ 조사야는 엉덩뼈능선(장골능)에서 궁둥뼈 아래모서리를 포함하는 크기로 한다.
⑥ side mark를 놓는다.
⑦ 환자의 피폭을 최소화하기 위해 조사면을 영상크기에 알맞게 조절한다.
⑧ 엑스선 튜브의 중앙, 피사체의 중앙 그리고 IR의 중앙을 수직선상에서 일치시킨다.
⑨ 촬영조건을 설정하고 환자의 움직임을 멈추게 하고 환자를 응시하면서 엑스선을 조사한다.

3) 중심선

- 양쪽 위앞엉덩뼈가시(상전장골극 ASIS) 중간 지점과 두덩결합(치골결합) 사이 중앙점을 향해 IR면에 대해 수직으로 입사한다.
- Direct the central ray perpendicularly to the mid point of the image receptor. (ASIS)

4) 촬영 point

① 좌우의 엉덩뼈(장골), 천장관절, 대전자, 궁둥뼈(좌골) 및 두덩뼈(치골) 등이 좌우대칭으로 촬영되어야 한다.
② 엉덩뼈능선(장골능)이 해부학적으로 과농도가 되기 쉬우므로 조사야 내에서 피사체가 없는 부분에서의 대조도의 조절이 바람직하다.
③ 정전후자세가 되었다함은 양쪽 폐쇄구멍(obturator foramen)이 대칭으로 나타나야 한다. 양쪽 궁둥뼈날개(장골익, iliac wing)가 대칭으로 나타나야 한다. 꼬리뼈(미골)와 엉치뼈(천골)가 두덩결합(치골결합)과 일렬로 배열되어야 한다.

5) 조별 시나리오 작성

피사체, 장비, 기구, 촬영조건, 촬영자의 실수 등을 예견하여 교과서와 다른 촬영시나리오를 작성하여 촬영하여서 시나리오 이미지와 정상이미지를 비교하여 결론을 도출시킨다.

4. Phantom을 이용한 촬영실습

1) 영상크기 :

2) 촬영 방법

①

②

③

④

⑤

3) 중심선

-

4) 촬영 point

5) 촬영조건

구분	장치명	피사체 두께	kVp	mA	Sec	SID	검출기 종류	기타
1차								
2차								
3차								

5. 항목별 영상 평가(image check of evaluation items)

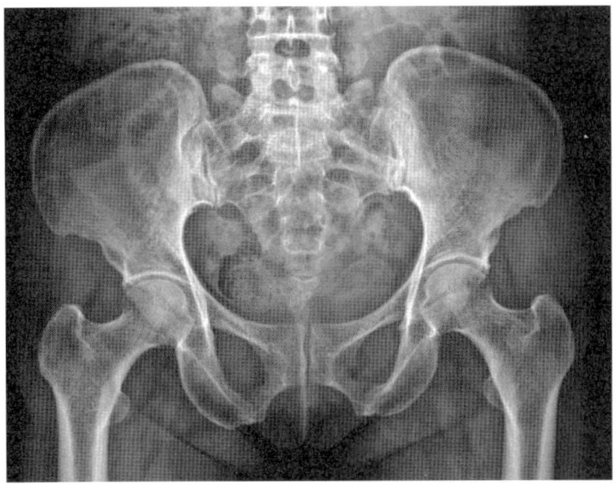

골반 전후방향 엑스선영상

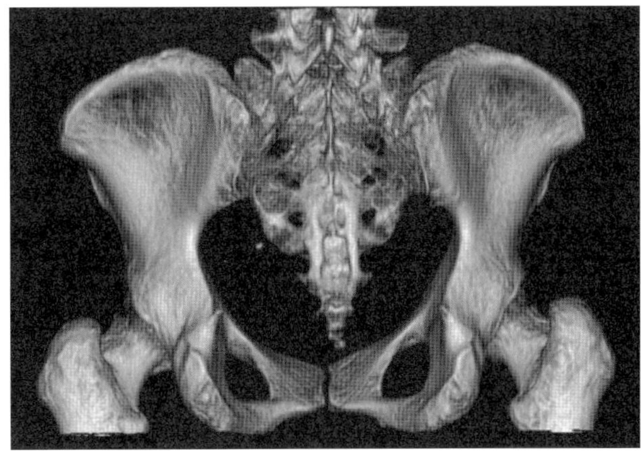

골반 3D 영상

평 가 항 목	5	4	3	2	1
목적하는 해부학 구조가 잘 나타났는가?					
환자(phantom)의 위치는 정확한가?					
촬영의 기하학적 조건(SID, OID, angle, etc.)을 충족하였는가?					
촬영조건(kVp, mA, sec)의 설정은 적절한가?					
영상의 농도는 적절한가?					
영상의 대조도(연부조직과 뼈의 관찰 정도)는 적절한가?					
영상의 선예도(피사체의 경계면 표현 정도)는 적절한가?					
IR면과 피사체의 방향이 균형 있게 촬영이 잘되어있는가?					
side mark의 크기 및 위치는 적절한가?					
실습영상이 진단에 유용하게 사용될 수 있겠는가?					
총 점					

6. 시나리오 영상의 평가

7. 환자유형에 따른 방사선사의 대응 (교수가 상황별 주제를 제시)

8. 결론(conclusion)

79. 고관절 축방향 촬영 (hip joint axial projection) Modified Cleaves법(frog-leg position)

실 습 일	점 수
년 월 일	A B C

1. 촬영목적(purpose)

엉덩관절(고관절)의 골절이나 양쪽 넙다리뼈머리(대퇴골두), 넙다리뼈목(대퇴경)의 병리적인 질병의 유무를 관찰한다. 개구리다리(frog-leg)자세라고도 불린다.

- anatomical shown :

- lesion(diagnosis) :

2. 영상해부도(anatomical structure)

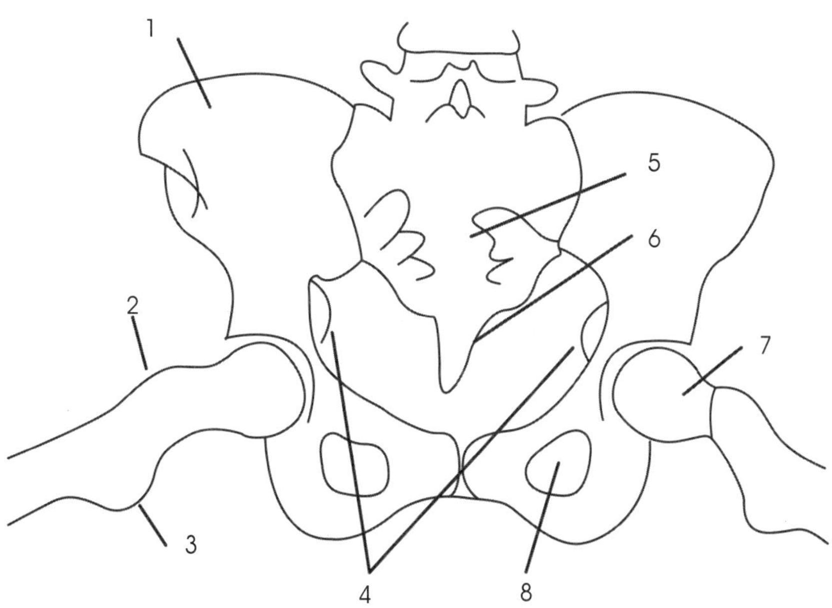

고관절 전후축방향 엑스선영상 해부도

3. 촬영방법(method)

1) 영상크기 : 양쪽 엉덩관절을 중심으로 골반뼈가 포함되는 사이즈

2) 환자 촬영 방법

① 촬영 테이블에서 바로누운 자세를 취한다.
② 양쪽을 비교하기 위해 한 장의 IR면에 양쪽 넙다리뼈머리(대퇴골두), 넙다리뼈목(대퇴경)을 나타내야 한다.
③ 골반이 좌우대칭으로 나타나고 회전되지 않아야 한다.
④ 몸통의 정중시상면과 촬영대의 중앙선을 일치시킨다.
⑤ 제1단계, 제2단계, 제3단계의 자세를 순서대로 취하게 한다.
⑥ 가능한 한 상전 엉덩뼈가시(장골극)를 촬영대의 중앙선에 오게 몸의 자세를 조정함으로써 한쪽 촬영의 경우에도 이용할 수 있다.
⑦ 넙다리뼈목(대퇴경)의 장축이 테이블면에 평행으로 놓이게 넙다리를 수직면에서 40°가 되게 벌린다.
⑧ 엑스선 튜브의 중앙, 피사체의 중앙 그리고 IR의 중앙을 수직선상에서 일치시킨다.
⑨ 촬영조건을 설정하고 환자의 움직임을 멈추게 하고 환자를 응시하면서 엑스선을 조사한다.

3) 중심선

- 두덩결합(치골결합) 위 2.5 cm 지점을 향해 IR면에 대해 수직으로 입사한다.
- 고유 Cleaves법은 위와 같은 자세에서 중심엑스선을 머리쪽으로 두덩결합위 2.5 cm 지점을 향해 40°로 향해 입사한다.

4) 촬영 point

환자 자세를 취하기 위한 단계는 다음 순서와 같다.

· 제1단계 : 무릎과 엉덩관절(고관절)을 굴곡시키고, 가능한 양발을 윗쪽으로 끌어당겨 넙다리뼈가 수직되게 한다.
· 제2단계 : 중심 엑스선이 IR면에 수직으로 입사되도록 하며 두덩결합이 IR면 중앙에 오게한다.
· 제3단계 : 넙다리를 벌리고, 지지를 위해 발바닥이 서로 마주 닿게 발을 내측으로 돌린다.

5) 조별 시나리오 작성

피사체, 장비, 기구, 촬영조건, 촬영자의 실수 등을 예견하여 교과서와 다른 촬영시나리오를 작성하여 촬영하여서 시나리오 이미지와 정상이미지를 비교하여 결론을 도출시킨다.

4. Phantom을 이용한 촬영실습

1) 영상크기 :

2) 촬영 방법

①

②

③

④

⑤

3) 중심선

-

4) 촬영 point

5) 촬영조건

구분	장치명	피사체 두께	kVp	mA	Sec	SID	검출기 종류	기타
1차								
2차								
3차								

5. 항목별 영상 평가(image check of evaluation items)

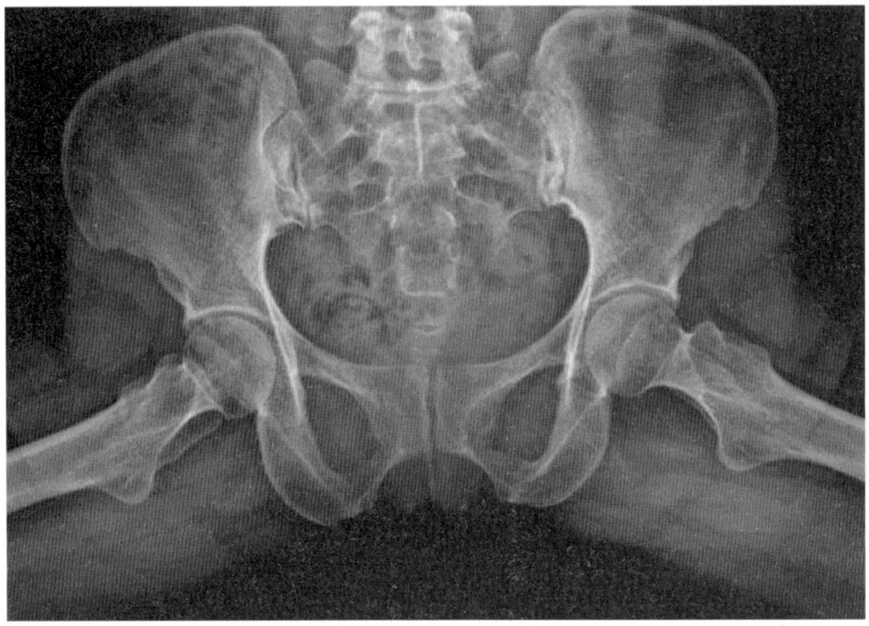

고관절 전후축방향 엑스선영상

평 가 항 목	5	4	3	2	1
목적하는 해부학 구조가 잘 나타났는가?					
환자(phantom)의 위치는 정확한가?					
촬영의 기하학적 조건(SID, OID, angle, etc.)을 충족하였는가?					
촬영조건(kVp, mA, sec)의 설정은 적절한가?					
영상의 농도는 적절한가?					
영상의 대조도(연부조직과 뼈의 관찰 정도)는 적절한가?					
영상의 선예도(피사체의 경계면 표현 정도)는 적절한가?					
IR면과 피사체의 방향이 균형 있게 촬영이 잘되어있는가?					
side mark의 크기 및 위치는 적절한가?					
실습영상이 진단에 유용하게 사용될 수 있겠는가?					
총 점					

6. 시나리오 영상의 평가

7. 환자유형에 따른 방사선사의 대응 (교수가 상황별 주제를 제시)

8. 결론(conclusion)

80. 고관절 측방향 촬영 (hip joint lateral projection) Lauenstein법

실 습 일	점 수
년 월 일	A B C

1. 촬영목적(purpose)

절구, 넙다리뼈머리, 넙다리뼈목의 측면상과 돌기부위(trochanteric area)를 관찰한다. 상처나 골절편의 변위의 위험성 때문에 이 체위는 외상환자, 완치되지 않은 골절환자, 파괴성질환이 있는 차에서는 시행하지 않는다.

- anatomical shown :

- lesion(diagnosis) :

2. 영상해부도(anatomical structure)

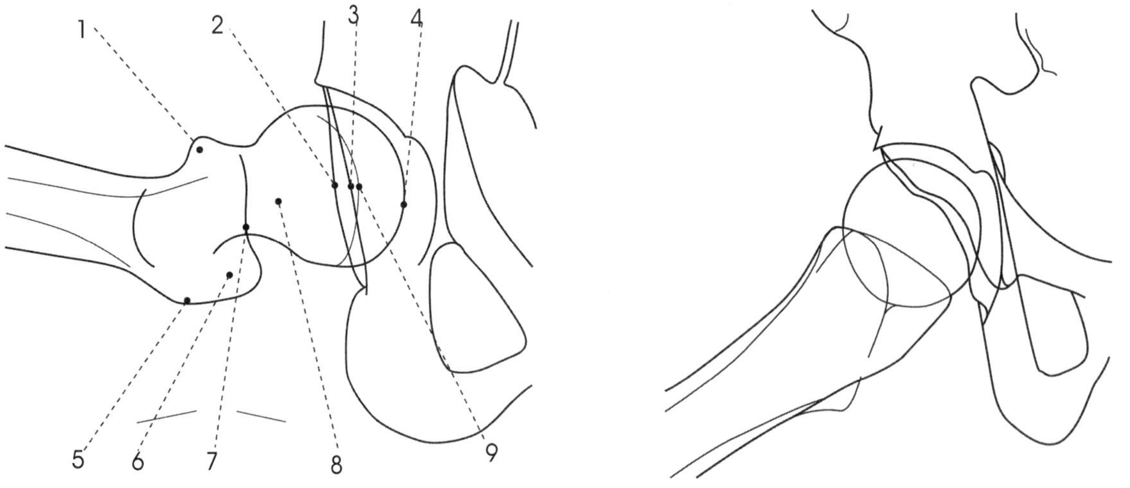

고관절 측방향 촬영 엑스선영상해부도

3. 촬영방법(method)

1) 영상크기 : 절구(hip joint)를 중심으로 주위 뼈를 포함하는 사이즈

2) 환자 촬영 방법

① 환자는 바로누운자세에서 검사측으로 측면자세가 되게 한다.
② 검사측 골반을 촬영대의 중앙선에 일치시킨다.
③ 절구, 넙다리뼈의 몸쪽끝, 절구와 넙다리뼈머리와의 관계가 잘 나타나야 한다.
④ 상처나 골절, 파괴성 질환이 있는 환자에게는 시행하지 못한다.
⑤ 무릎을 구부려서 넙다리부위가 적어도 45°가 되도록 다리를 끌어올려 촬영측 넙다리부위를 벌린다.
⑥ 반대측 넙다리를 펴고, 골반 높이에서 지지한다.
⑦ 반대측 골반이 검사측 골반에 겹쳐져 나타나는 것을 방지하기 위해 반대측 골반을 뒷쪽으로 돌릴 수 있도록 골반의 자세를 조정한다.
⑧ 엑스선 튜브의 중앙, 피사체의 중앙 그리고 IR의 중앙을 수직선상에서 일치시킨다.
⑨ 촬영조건을 설정하고 환자의 움직임을 멈추게 하고 환자를 응시하면서 엑스선을 조사하다.

3) 중심선

- 위앞엉덩뼈가시(ASIS)와 두덩결합의 중간점에서 수직으로 가쪽 아래 5cm 지점을 향해 입사한다.
- Lauenstein법은 수직으로 입사하고 Hickey법은 머리 쪽으로 20~25°로 입사한다.

4) 촬영 point

① 환자가 이 자세를 취하고 유지하기가 어려우므로 촬영에 신속을 기하도록 한다.
② 이 자세는 외상환자, 완치되지 않은 골절환자나 파괴성 질환이 있는 환자에게는 시행할 수 없다.
③ 생식샘 피폭을 감소하기 위한 보호조치가 필요하며, 촬영 중 호흡을 정지한다.

5) 조별 시나리오 작성

피사체, 장비, 기구, 촬영조건, 촬영자의 실수 등을 예견하여 교과서와 다른 촬영시나리오를 작성하여 촬영하여서 시나리오 이미지와 정상이미지를 비교하여 결론을 도출시킨다.

4. Phantom을 이용한 촬영실습

1) 영상크기 :

2) 촬영 방법

①

②

③

④

⑤

3) 중심선

-

4) 촬영 point

5) 촬영조건

구분	장치명	피사체 두께	kVp	mA	Sec	SID	검출기 종류	기타
1차								
2차								
3차								

5. 항목별 영상 평가(image check of evaluation items)

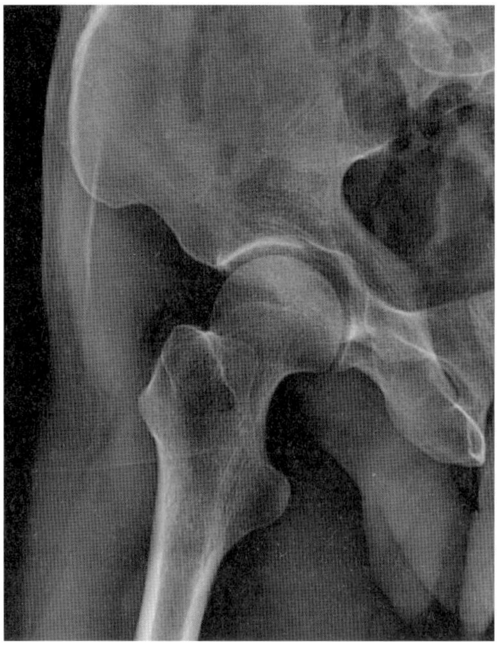

Lauenstein법 엑스선영상

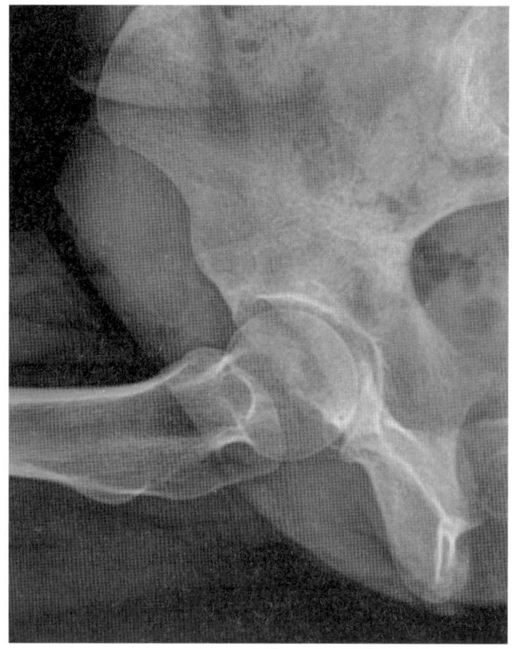

Hickey법 엑스선영상

평 가 항 목	5	4	3	2	1
목적하는 해부학 구조가 잘 나타났는가?					
환자(phantom)의 위치는 정확한가?					
촬영의 기하학적 조건(SID, OID, angle, etc.)을 충족하였는가?					
촬영조건(kVp, mA, sec)의 설정은 적절한가?					
영상의 농도는 적절한가?					
영상의 대조도(연부조직과 뼈의 관찰 정도)는 적절한가?					
영상의 선예도(피사체의 경계면 표현 정도)는 적절한가?					
IR면과 피사체의 방향이 균형 있게 촬영이 잘되어있는가?					
side mark의 크기 및 위치는 적절한가?					
실습영상이 진단에 유용하게 사용될 수 있겠는가?					
총 점					

6. 시나리오 영상의 평가

7. 환자유형에 따른 방사선사의 대응 (교수가 상황별 주제를 제시)

8. 결론(conclusion)

81. 고관절 축측방향 촬영 (hip joint axiolateral projection) Lorenz법(Damelius-Milier변법)

실 습 일	점 수
년 월 일	A B C

1. 촬영목적(purpose)

절구(관골구), 넙다리뼈머리, 넙다리뼈목의 측면상과 돌기부위(trochanteric area)를 관찰한다.

- anatomical shown :

- lesion(diagnosis) :

2. 영상해부도(anatomical structure)

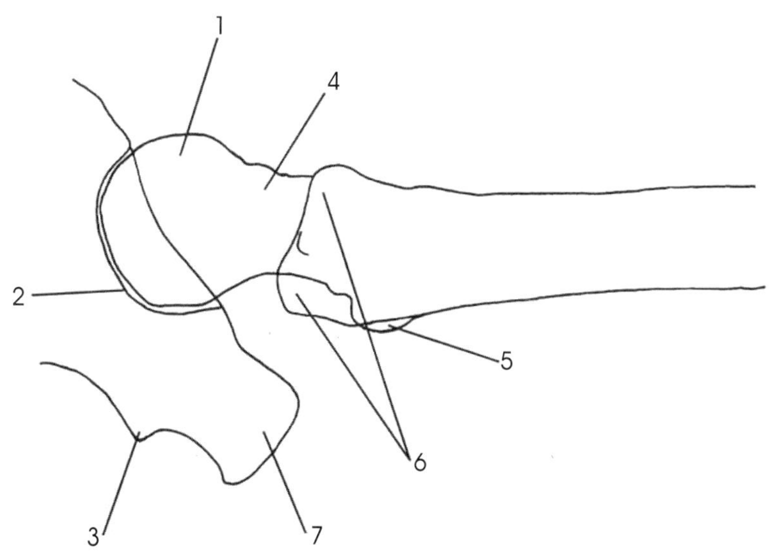

고관절 축측방향 엑스선영상 해부도

3. 촬영방법(method)

1) 영상크기 : 절구(hip joint)를 중심으로 주위 뼈를 포함하는 사이즈

2) 환자 촬영 방법

① 환자는 바로누운자세를 취한다.
② 넙다리뼈목이 큰돌기와 겹치지 않고 최대한 많은 부분이 나타나야 한다.
③ 위치측정점을 잘 선택하여 넙다리뼈목의 장축과 IR면이 평행이 되도록 한다.
④ 검사측 반대의 무릎이 엑스선의 입사에 영향을 받지 않게 하기위해 다리를 들어 지지물 위에 올려 놓고 교정한다.
⑤ 넙다리가 수직되게 하고 골반이 정전후 자세가 되도록 조정하여 발을 안쪽으로 약 15~20° 도 돌린다.
⑥ IR면 위치는 IR면 상연이 몸쪽면에 닿도록 하거나 엉덩뼈능선(장골능) 높이 바로 위에 닿도록 하여 수직으로 세워 놓는다.
⑦ 중심선은 넙다리뼈목의 장축에 수직으로 입사시키며 위치 측정선이 서로 교차하는 선에서 약 6cm 아래로 떨어진 지점으로 입사한다.

3) 중심선

- 검사쪽 넙다리뼈 목(대퇴골경부)을 향해 IR면에 수평으로 입사한다.
- Direct the central ray perpendicularly to the long axis of the femoral neck.(mid point of the IR)

4) 촬영 point

① IR면을 수직으로 고정하기 위해 IR 걸이를 사용한다.
② 골절환자는 의사가 자세를 조정하게 한다.
③ 격자의 중심과 IR면 중심을 일치시키고 고정에 신중을 가한다.
④ 넙다리뼈목의 장축을 찾기 위해서는 양쪽 ASIS와 두덩결합의 위모서리를 연결하는 선을 긋고 그 중앙점을 표시한다. 큰돌기의 돌출부를 찾아 먼쪽부위를 2.5㎝떨어진 지점을 표시한다. 두 지점을 연결한 선은 다리의 자세와 관계없이 넙다리뼈목의 장축과 평행이 된다.

5) 조별 시나리오 작성

피사체, 장비, 기구, 촬영조건, 촬영자의 실수 등을 예견하여 교과서와 다른 촬영시나리오를 작성하여 촬영하여서 시나리오 이미지와 정상이미지를 비교하여 결론을 도출시킨다.

4. Phantom을 이용한 촬영실습

1) 영상크기 :

2) 촬영 방법

①

②

③

④

⑤

3) 중심선

-

4) 촬영 point

5) 촬영조건

구분	장치명	피사체 두께	kVp	mA	Sec	SID	검출기 종류	기타
1차								
2차								
3차								

5. 항목별 영상 평가(image check of evaluation items)

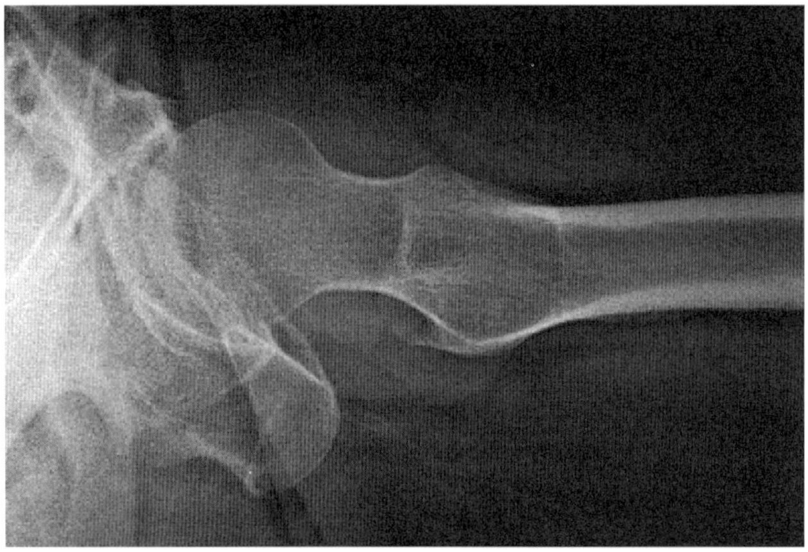

고관절 축측방향 엑스선영상

평 가 항 목	5	4	3	2	1
목적하는 해부학 구조가 잘 나타났는가?					
환자(phantom)의 위치는 정확한가?					
촬영의 기하학적 조건(SID, OID, angle, etc.)을 충족하였는가?					
촬영조건(kVp, mA, sec)의 설정은 적절한가?					
영상의 농도는 적절한가?					
영상의 대조도(연부조직과 뼈의 관찰 정도)는 적절한가?					
영상의 선예도(피사체의 경계면 표현 정도)는 적절한가?					
IR면과 피사체의 방향이 균형 있게 촬영이 잘되어있는가?					
side mark의 크기 및 위치는 적절한가?					
실습영상이 진단에 유용하게 사용될 수 있겠는가?					
총 점					

6. 시나리오 영상의 평가

7. 환자유형에 따른 방사선사의 대응 (교수가 상황별 주제를 제시)

8. 결론(conclusion)

82. 골반 전후축방향 촬영 (pelvis AP axial projection) inlet view, outlet view

실 습 일	점 수
년 월 일	A B C

1. 촬영목적(purpose)

Inlet view에서는 외상성 질환에 의한 볼기뼈, 두덩뼈, 궁둥뼈 등 병변의 유무를 관찰하고 out let에서는 궁둥뼈, 두덩뼈로 형성되어 있는 폐쇄구멍에 관계된 질환을 관찰한다.

- anatomical shown :

- lesion(diagnosis) :

2. 영상해부도(anatomical structure)

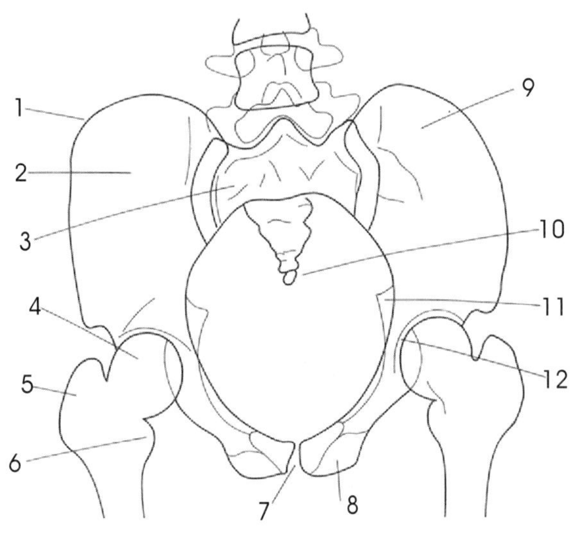

inlet자세 엑스선영상해부도

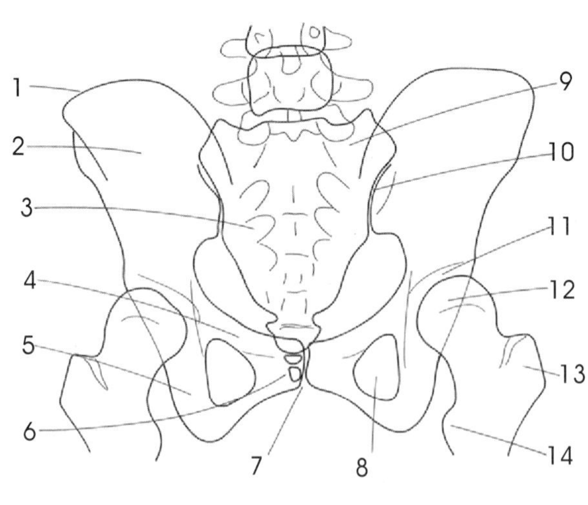

outlet자세 엑스선영상해부도

3. 촬영방법(method)

1) 영상크기 : 골반 전체가 포함되는 사이즈

2) 환자 촬영 방법

① 환자는 바로누운자세를 취한다.
② 환자는 바로누운자세로하고 머리를 베게로 받친다.
③ 정중시상면이 IR면의 중심선과 일치되도록 한 다음 양쪽 위앞엉덩뼈가시(상전장골극, ASIS) 중간 지점과 두덩결합(치골결합) 사이 중앙점을 IR면의 중앙에 놓이도록 한다.
④ 골반은 회전되지 않은 자세가 되도록 조정한다.
⑤ 다리와 발을 안쪽으로 15~20° 돌리면 넙다리뼈목 장축이 IR면에 평행하게 된다.
⑥ side mark를 놓는다.
⑦ 환자의 피폭을 최소화하기 위해 조사면을 영상크기에 알맞게 조절한다.
⑧ 엑스선 튜브의 중앙, 피사체의 중앙 그리고 IR의 중앙을 수직선상에서 일치시킨다.
⑨ 촬영조건을 설정하고 환자의 움직임을 멈추게 하고 환자를 응시하면서 엑스선을 조사한다.

3) 중심선

- 골반의 중앙을 향해 inlet view은 발쪽으로 30°로 입사한다.
- 골반의 중앙을 향해 outlet view은 머리쪽으로 30°로 입사한다.

4) 촬영 point

① SID는 40인치, OID는 최소화해야 한다.
② 생식샘을 보호하고 환자 자세를 최대한 안락하게 한다.
③ 여성과 남성의 골반차이를 비교한다.
④ 환자의 성명을 비롯하여 좌우표시(R, L mark)가 관찰대상 부위와 겹치지 않도록 촬영되어야 한다.

5) 조별 시나리오 작성

피사체, 장비, 기구, 촬영조건, 촬영자의 실수 등을 예견하여 교과서와 다른 촬영시나리오를 작성하여 촬영하여서 시나리오 이미지와 정상이미지를 비교하여 결론을 도출시킨다.

4. Phantom을 이용한 촬영실습

1) 영상크기 :

2) 촬영 방법

①

②

③

④

⑤

3) 중심선

-

4) 촬영 point

5) 촬영조건

구분	장치명	피사체 두께	kVp	mA	Sec	SID	검출기 종류	기타
1차								
2차								
3차								

5. 항목별 영상 평가(image check of evaluation items)

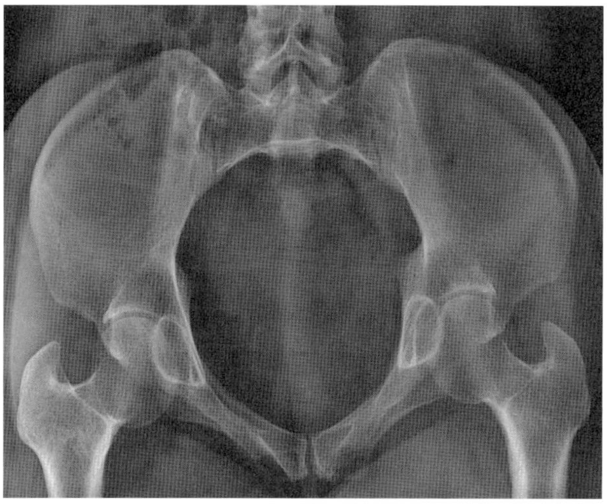

Inlet자세 엑스선영상

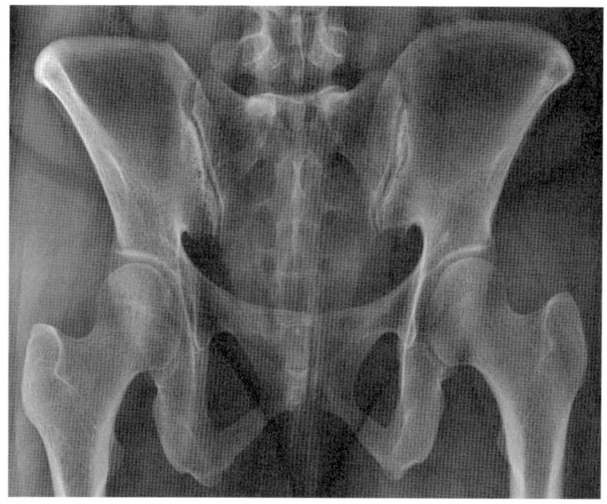

Outlet자세 엑스선영상

평 가 항 목	5	4	3	2	1
목적하는 해부학 구조가 잘 나타났는가?					
환자(phantom)의 위치는 정확한가?					
촬영의 기하학적 조건(SID, OID, angle, etc.)을 충족하였는가?					
촬영조건(kVp, mA, sec)의 설정은 적절한가?					
영상의 농도는 적절한가?					
영상의 대조도(연부조직과 뼈의 관찰 정도)는 적절한가?					
영상의 선예도(피사체의 경계면 표현 정도)는 적절한가?					
IR면과 피사체의 방향이 균형 있게 촬영이 잘되어있는가?					
side mark의 크기 및 위치는 적절한가?					
실습영상이 진단에 유용하게 사용될 수 있겠는가?					
총 점					

6. 시나리오 영상의 평가

7. 환자유형에 따른 방사선사의 대응 (교수가 상황별 주제를 제시)

8. 결론(conclusion)

83. 흉부 후전방향 촬영 (chest PA projection)

실 습 일	점 수
년 월 일	A B C

1. 촬영목적(purpose)

엑스선 검사 중 가장 기본적인 촬영으로써 호흡기 및 심장질환의 진단에 이용되며 가슴우리 안쪽에는 공기가 충만된 기관, 양쪽 폐, 가로막, 심장과 대동맥활 등의 장기와 갑상샘(thyroid gland)과 가슴샘(흉선 thymus gland)이 관찰된다. 폐렴이나 폐종양이나 허파혈관음영(vascular markings) 및 기관지나무(기관지문리 bronchial tree), 심비대 등의 병변 유무를 관찰한다.

- anatomical shown :

- lesion(diagnosis) :

2. 영상해부도(anatomical structure)

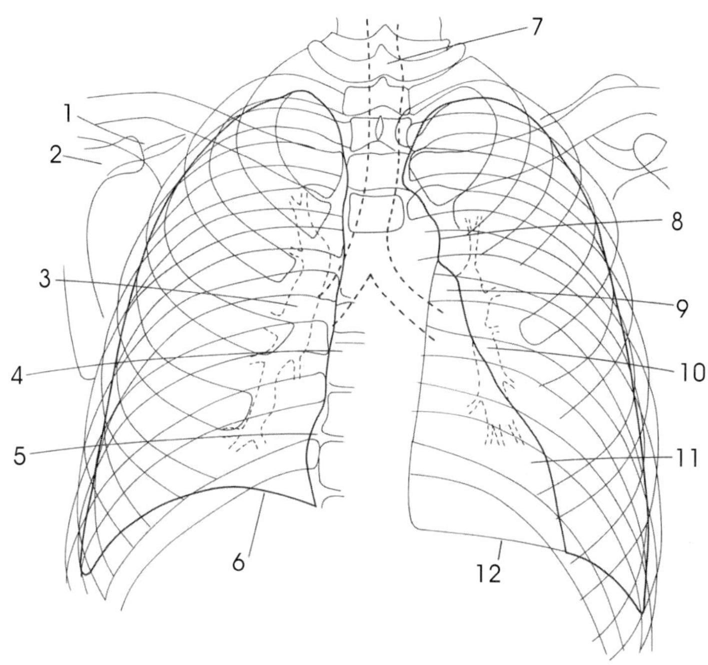

흉부 후전방향 엑스선영상 해부도

3. 촬영방법(method)

1) 영상크기 : 폐, 갈비뼈, 가로막 등 가슴 전체를 포함하는 사이즈

2) 환자 촬영 방법

① 환자는 후전자세로 세운다.
② 양쪽 팔이음부위를 같은 수평면상에 놓이도록 조정한다.
③ 심장의 왜곡과 확대를 피하기 위해 원거리 촬영을 한다.
④ IR면 중심은 제6등뼈(T_6) 높이가 되도록 한다.
⑤ 호흡은 심흡기의 종료 후 멈추게 한다.
⑥ side mark를 놓는다.
⑦ 환자의 피폭을 최소화하기 위해 조사면을 영상크기에 알맞게 조절한다.
⑧ 엑스선 튜브의 중앙, 피사체의 중앙 그리고 IR의 중앙을 수직선상에서 일치시킨다.
⑨ 촬영조건을 설정하고 환자의 움직임을 멈추게 하고 환자를 응시하면서 엑스선을 조사한다.

3) 중심선

- 제6 등뼈(제6 흉추, T_6)를 향해 IR면에 대해 수평으로 입사한다.
- Direct the central ray horizontally to the mid point of the image receptor(6th thoracic spine).

4) 촬영 point

① 일반적으로 가슴(흉부) 정면촬영이라고 한다. 허파구역(폐야) 전체가 명확하게 나타나야 하고 심장과 허파구역의 중복부분에서도 허파문리를 추구할 수 있어야 하며 심장과 척추 등의 가슴세로칸이 저농도로 촬영되어야 한다.
② 양 빗장뼈(쇄골)음영을 체간 하방으로 충분히 내리고 허파꼭대기(apex)를 가능한 넓게 나타내기 위해 양 어깨를 내리는 자세를 하고 어깨뼈(견갑골)의 음영은 허파구역과 중복을 피하기 위해 윗팔을 몸통 앞으로 밀어내는 것이 기본적인 촬영자세이다.
③ 허파꽈리(폐포)에 공기를 넣고 주변 혈관과의 사이에 대조도가 큰 영상을 얻기 위해 최대 흡기 후에 숨을 멈춘 상태로 촬영해야 하며 피사체 움직임에 의한 불선예도를 방지하기 위해선 단시간 촬영을 이용한다.

5) 조별 시나리오 작성

피사체, 장비, 기구, 촬영조건, 촬영자의 실수 등을 예견하여 교과서와 다른 촬영시나리오를 작성하여 촬영하여서 시나리오 이미지와 정상이미지를 비교하여 결론을 도출시킨다.

4. Phantom을 이용한 촬영실습

1) 영상크기 :

2) 촬영 방법

①

②

③

④

⑤

3) 중심선

-

4) 촬영 point

5) 촬영조건

구분	장치명	피사체 두께	kVp	mA	Sec	SID	검출기 종류	기타
1차								
2차								
3차								

5. 항목별 영상 평가(image check of evaluation items)

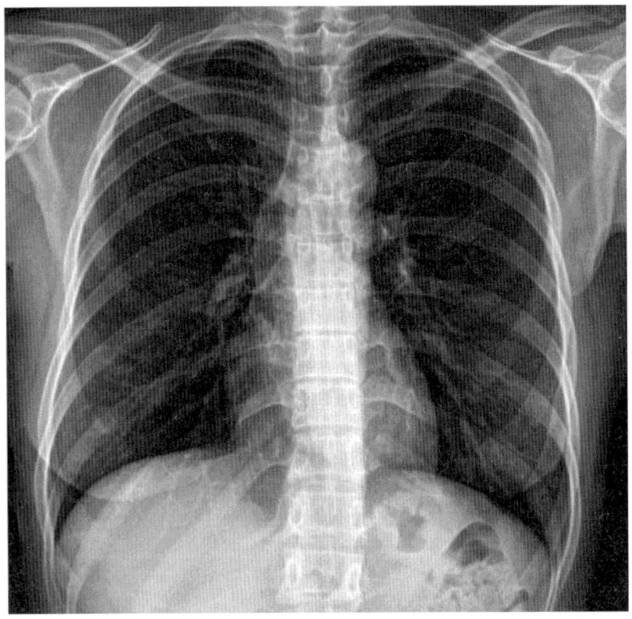

흉부 후전방향 엑스선영상

평 가 항 목	5	4	3	2	1
목적하는 해부학 구조가 잘 나타났는가?					
환자(phantom)의 위치는 정확한가?					
촬영의 기하학적 조건(SID, OID, angle, etc.)을 충족하였는가?					
촬영조건(kVp, mA, sec)의 설정은 적절한가?					
영상의 농도는 적절한가?					
영상의 대조도(연부조직과 뼈의 관찰 정도)는 적절한가?					
영상의 선예도(피사체의 경계면 표현 정도)는 적절한가?					
IR면과 피사체의 방향이 균형 있게 촬영이 잘되어있는가?					
side mark의 크기 및 위치는 적절한가?					
실습영상이 진단에 유용하게 사용될 수 있겠는가?					
총 점					

6. 시나리오 영상의 평가

7. 환자유형에 따른 방사선사의 대응 (교수가 상황별 주제를 제시)

8. 결론(conclusion)

84. 흉부 측방향 촬영 (chest lateral projection)

실 습 일	점 수
년 월 일	A B C

1. 촬영목적(purpose)

허파, 심장, 대동맥, 가로막 및 엽사이틈새(엽간열 interlobar fissures), 허파구역(폐야)을 구분하거나 허파병소의 위치를 결정하기 위한 병변의 유무를 관찰한다.

- anatomical shown :

- lesion(diagnosis) :

2. 영상해부도(anatomical structure)

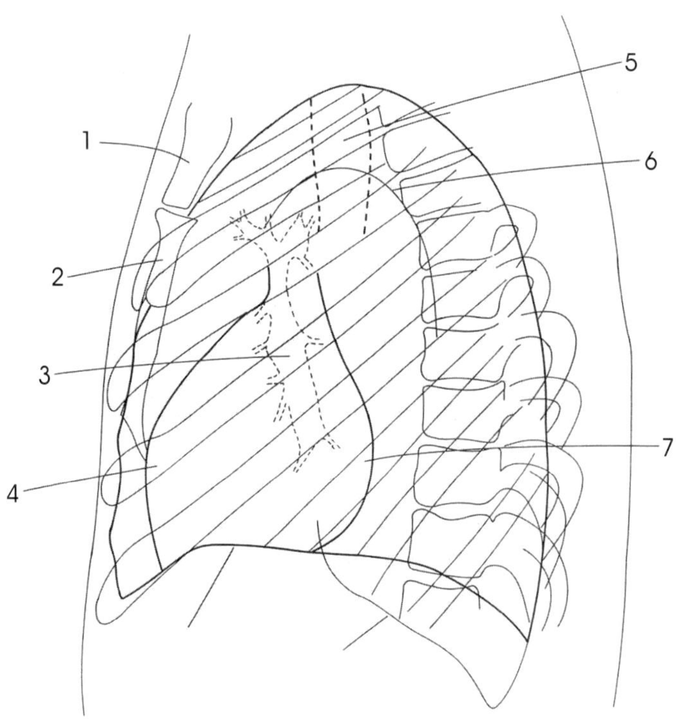

흉부 측방향 엑스선영상 해부도

3. 촬영방법(method)

1) 영상크기 : 폐, 갈비뼈, 가로막 등 가슴 전체를 포함하는 사이즈

2) 환자 촬영 방법

① 환자는 수직격자장치 앞에 왼쪽을 밀착시킨다(환자의 증상 부위에 따라 세운다. 오른쪽에 증상이 있으면 오른쪽을 밀착시킨 측면자세로 한다).
② 측면자세로 세우고 정중이마면(관상면 coronal plane)이 IR 중심과 일치시킨 다음 여섯째 등뼈가 중앙이 되도록 조정한다.
③ 환자는 바로 선자세에서 양쪽 팔을 위쪽으로 들어 올려 손을 맞잡게 하고 턱을 약간 들어 자세를 조정한다.
④ IR면 중심은 제6등뼈(T_6) 높이가 되도록 한다.
⑤ side mark를 놓는다.
⑥ 환자의 피폭을 최소화하기 위해 조사면을 영상크기에 알맞게 조절한다.
⑦ 엑스선 튜브의 중앙, 피사체의 중앙 그리고 IR의 중앙을 일직선상에서 일치시킨다.
⑧ 촬영조건을 설정하고 환자의 움직임을 멈추게 하고 환자를 응시하면서 엑스선을 조사한다.

3) 중심선

- 여섯번째 등뼈(T_6)를 향해 IR면에 대해 수평으로 입사한다.
- Direct the central ray horizontally to the mid point of the image receptor(6th thoracic spine).

4) 촬영 point

① 허파구역 전체가 명확하게 나타나고 좌우의 기관분기부와 겹쳐져 허파문리를 추구할 수 있어야 하며 좌우의 가로막도 선명하게 촬영되어야 한다.
② 측방향 촬영으로 입체적인 관찰을 할 수 있으며 심음영의 확대를 작게 하기 위해서는 왼쪽가슴옆벽을 IR면에 밀착시키고 촬영한다.
③ 옆가슴 두께는 인체에서 가장 두꺼운 곳이기 때문에 심음영의 왜곡과 확대를 적게 하고 좌우 갈비뼈가 절선상에 겹쳐서 나타나도록 원거리 촬영법을 이용하며 위허파구역(상폐야)이 가슴벽 연부조직의 영향을 적게 받는 고관전압촬영이 바람직하다.

5) 조별 시나리오 작성

피사체, 장비, 기구, 촬영조건, 촬영자의 실수 등을 예견하여 교과서와 다른 촬영시나리오를 작성하여 촬영하여서 시나리오 이미지와 정상이미지를 비교하여 결론을 도출시킨다.

4. Phantom을 이용한 촬영실습

1) 영상크기 :

2) 촬영 방법

①

②

③

④

⑤

3) 중심선

-

4) 촬영 point

5) 촬영조건

구분	장치명	피사체 두께	kVp	mA	Sec	SID	검출기 종류	기타
1차								
2차								
3차								

5. 항목별 영상 평가(image check of evaluation items)

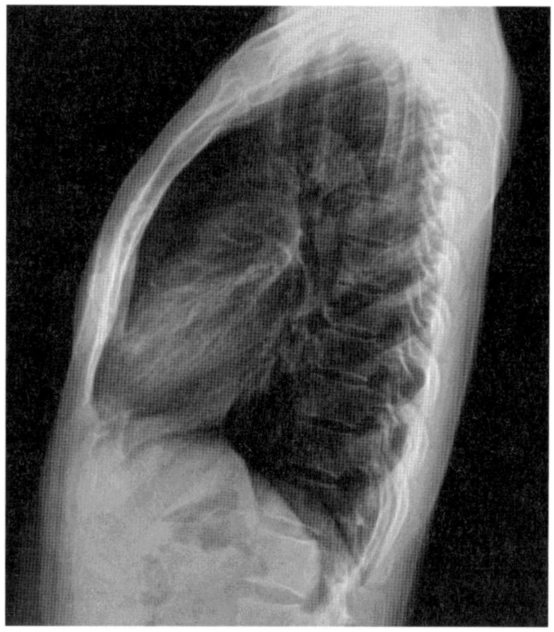

흉부 측방향 엑스선영상

평 가 항 목	5	4	3	2	1
목적하는 해부학 구조가 잘 나타났는가?					
환자(phantom)의 위치는 정확한가?					
촬영의 기하학적 조건(SID, OID, angle, etc.)을 충족하였는가?					
촬영조건(kVp, mA, sec)의 설정은 적절한가?					
영상의 농도는 적절한가?					
영상의 대조도(연부조직과 뼈의 관찰 정도)는 적절한가?					
영상의 선예도(피사체의 경계면 표현 정도)는 적절한가?					
IR면과 피사체의 방향이 균형 있게 촬영이 잘되어있는가?					
side mark의 크기 및 위치는 적절한가?					
실습영상이 진단에 유용하게 사용될 수 있겠는가?					
총 점					

6. 시나리오 영상의 평가

7. 환자유형에 따른 방사선사의 대응 (교수가 상황별 주제를 제시)

8. 결론(conclusion)

85. 흉부 옆으로 누운 수평방향 촬영 (chest lateral decubitus projection)

실 습 일	점 수
년 월 일	A B C

1. 촬영목적(purpose)

선자세 전후방향촬영으로 묘사하기 힘든 소량의 가슴막삼출액(흉수), 세로칸염(종격염), 가슴고름집(농흉), 공기가슴증(기흉) 등의 병변을 관찰한다.

- anatomical shown :

- lesion(diagnosis) :

2. 영상해부도(anatomical structure)

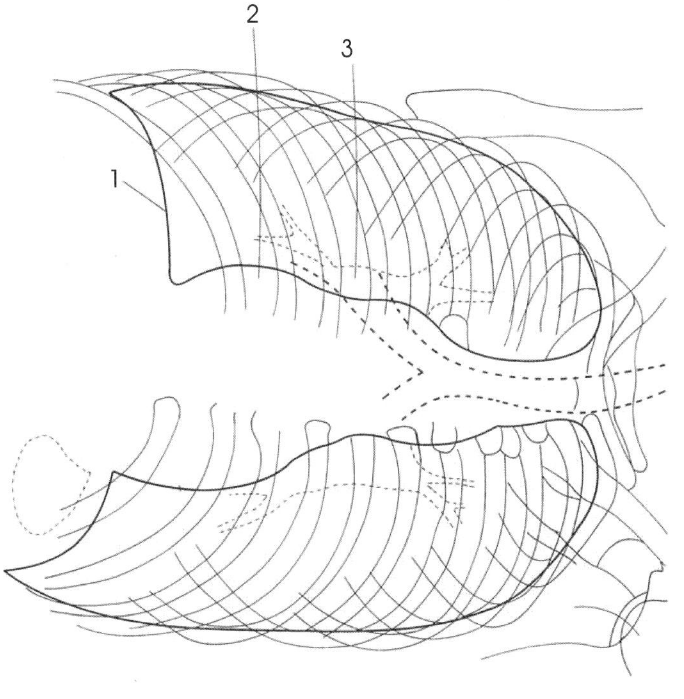

흉부 측와위 수평방향 엑스선영상 해부도

3. 촬영방법(method)

1) 영상크기 : 허파, 갈비뼈, 가로막 등 가슴 전체를 포함하는 사이즈

2) 환자 촬영 방법

① SID는 100cm, OID는 최소화해야 한다.
② 환자는 검사쪽 또는 반대쪽을 아래로 하여 옆으로 누운자세로 한다.
③ 방사선투과성물질인 받침대 두께 5~6 cm 정도를 촬영대 위에 놓는다.
④ 환자는 옆으로 누운자세에서 받침대 위에 몸통이 놓이도록 하고 양쪽 팔은 머리 위로 올려 바른 측면자세가 되게 한다.
⑤ 환자의 뒷면에 IR면을 밀착시키고 IR면 윗쪽 가장자리가 양쪽 어깨의 위 약 5 cm에 놓이도록 조정한다.
⑥ IR면 중심은 제5~6등뼈 높이가 되도록 한다.
⑦ side mark를 놓는다.
⑧ 환자의 피폭을 최소화하기 위해 조사면을 영상크기에 알맞게 조절한다.
⑨ 엑스선 튜브의 중앙, 피사체의 중앙 그리고 IR의 중앙을 수직선상에서 일치시킨다.
⑩ 촬영조건을 설정하고 환자의 움직임을 멈추게 하고 환자를 응시하면서 엑스선을 조사한다.

3) 중심선

- 여섯번째 등뼈(T_6)을 향해 IR면에 대해 수평으로 입사한다.
- Direct the central ray horizontally to the mid point of the image receptor(6th thoracic spine).

4) 촬영 point

① 허파구역 전체가 명확하게 촬영되어야 하고 가슴막삼출액(흉수) 및 공기가슴증(기흉)의 관찰 시에는 그 경계면이 명확해야 한다.
② 격자를 사용한 촬영에서는 중심선이 수직으로 입사하도록 보조대를 사용하여 격자면이 경사지지 않도록 주의하고 IR면은 촬영대에 세우고 검사측 가슴벽이 포함되도록 조절해야 한다.
③ 호흡관리, 조사범위, 촬영거리 등은 가슴 일반촬영법에 준한다.

5) 조별 시나리오 작성

피사체, 장비, 기구, 촬영조건, 촬영자의 실수 등을 예견하여 교과서와 다른 촬영시나리오를 작성하여 촬영하여서 시나리오 이미지와 정상이미지를 비교하여 결론을 도출시킨다.

4. Phantom을 이용한 촬영실습

1) 영상크기 :

2) 촬영 방법

①

②

③

④

⑤

3) 중심선

-

4) 촬영 point

5) 촬영조건

구분	장치명	피사체 두께	kVp	mA	Sec	SID	검출기 종류	기타
1차								
2차								
3차								

5. 항목별 영상 평가(image check of evaluation items)

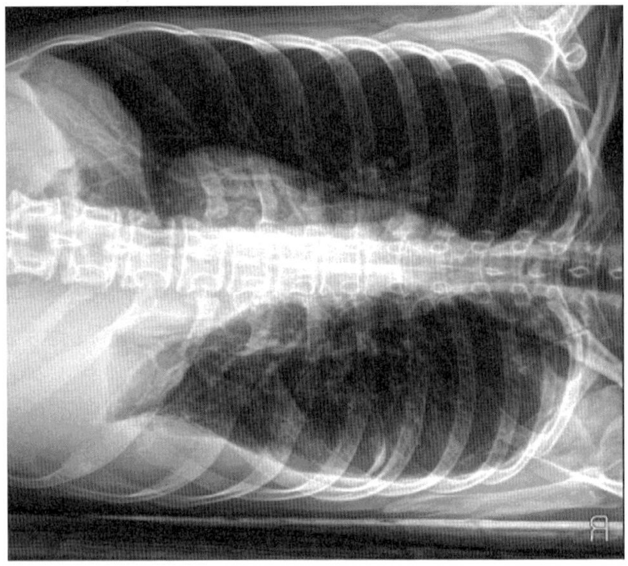

흉부 옆으로 누운 수평방향 엑스선영상

평 가 항 목	5	4	3	2	1
목적하는 해부학 구조가 잘 나타났는가?					
환자(phantom)의 위치는 정확한가?					
촬영의 기하학적 조건(SID, OID, angle, etc.)을 충족하였는가?					
촬영조건(kVp, mA, sec)의 설정은 적절한가?					
영상의 농도는 적절한가?					
영상의 대조도(연부조직과 뼈의 관찰 정도)는 적절한가?					
영상의 선예도(피사체의 경계면 표현 정도)는 적절한가?					
IR면과 피사체의 방향이 균형 있게 촬영이 잘되어있는가?					
side mark의 크기 및 위치는 적절한가?					
실습영상이 진단에 유용하게 사용될 수 있겠는가?					
총 점					

6. 시나리오 영상의 평가

7. 환자유형에 따른 방사선사의 대응 (교수가 상황별 주제를 제시)

8. 결론(conclusion)

86. 복부 전후방향 촬영 (abdomen AP projection) supine 자세

실 습 일	점 수
년 월 일	A B C

1. 촬영목적(purpose)

종양, 염증 및 외상에 의한 배안(복강내) 유리가스, 장관내의 잔류가스 등 병변의 유무를 관찰한다. 콩팥이 주요 관찰대상이 아닐 경우 선 자세 후전방의 이용이 고려되어 배 전후방향 촬영과 비교할 때 환자의 생식선선량을 줄일 수 있다.

- anatomical shown :

- lesion(diagnosis) :

2. 영상해부도(anatomical structure)

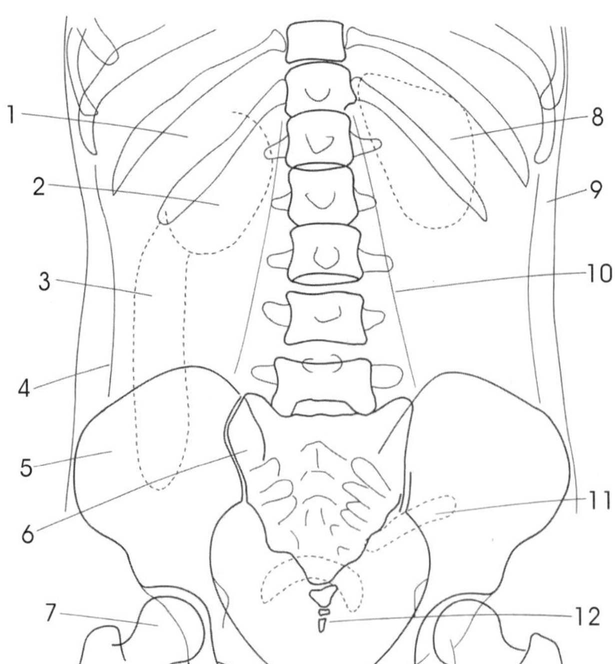

복부 누운자세 전후방향 엑스선영상 해부도

3. 촬영방법(method)

1) 영상크기 : 배(abdomen)를 중심으로 위로는 가로막과 아래로는 골반까지 포함하는 사이즈

2) 환자 촬영 방법

① SID는 100cm, OID는 최소화해야 한다.
② 환자는 바로누운자세에서 머리를 베개로 받친다.
③ 정중시상면을 IR면의 중심선과 일치시키고 엉덩뼈능선(장골능 iliac crest) 높이가 중앙이 되도록 한다.
④ 양 어깨를 밀착시켜 같은 수평면에 놓이도록 하며 양팔은 영상에 겹치지 않도록 몸통 옆에 벌려 놓는다.
⑤ 무릎 밑에 고정용구를 놓아 편안한 자세가 되도록 한다.
⑥ side mark를 놓는다.
⑦ 환자의 피폭을 최소화하기 위해 조사면을 영상크기에 알맞게 조절한다.
⑧ 엑스선 튜브의 중앙, 피사체의 중앙 그리고 IR의 중앙을 수직선상에서 일치시킨다.
⑨ 촬영조건을 설정하고 환자의 움직임을 멈추게 하고 환자를 응시하면서 엑스선을 조사한다.

3) 중심선

- 양쪽 엉덩뼈능선(장골능) 사이 중앙을 향해 IR면에 대해 수직으로 입사한다.
- Direct the central ray perpendicularly to the mid point of the image receptor.

4) 촬영 point

① 가로막을 포함하여 배 전체가 묘사되고 옆구리선(측복선), 장관내 가스 등이 명확하게 나타날 수 있어야 한다.
② 급성 배질환에 필요 불가결한 촬영법이며 장관 내의 잔류가스의 위치 및 형태 등에 따라 질환과 부위의 추측이 가능하다.
③ 일반적으로 선자세, 누운자세로 2회 촬영하는 경우가 많으며 배 앞면은 자연스런 상태를 유지하기 위해 극도의 밀착은 피하고 조사면은 될 수 있는 한 옆구리선까지 좁히고 호기상에서 촬영한다.

5) 조별 시나리오 작성

피사체, 장비, 기구, 촬영조건, 촬영자의 실수 등을 예견하여 교과서와 다른 촬영시나리오를 작성 하여 촬영하여서 시나리오 이미지와 정상이미지를 비교하여 결론을 도출시킨다.

4. Phantom을 이용한 촬영실습

1) 영상크기 :

2) 촬영 방법

①

②

③

④

⑤

3) 중심선

-

4) 촬영 point

5) 촬영조건

구분	장치명	피사체 두께	kVp	mA	Sec	SID	검출기 종류	기타
1차								
2차								
3차								

5. 항목별 영상 평가(image check of evaluation items)

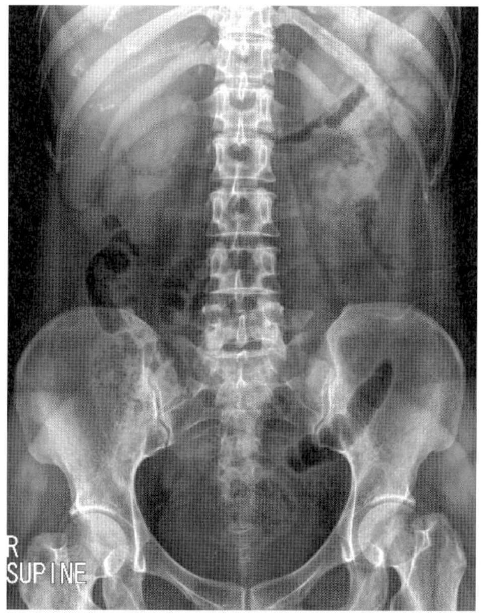

복부 누운자세 전후방향 엑스선영상

평 가 항 목	5	4	3	2	1
목적하는 해부학 구조가 잘 나타났는가?					
환자(phantom)의 위치는 정확한가?					
촬영의 기하학적 조건(SID, OID, angle, etc.)을 충족하였는가?					
촬영조건(kVp, mA, sec)의 설정은 적절한가?					
영상의 농도는 적절한가?					
영상의 대조도(연부조직과 뼈의 관찰 정도)는 적절한가?					
영상의 선예도(피사체의 경계면 표현 정도)는 적절한가?					
IR면과 피사체의 방향이 균형 있게 촬영이 잘되어있는가?					
side mark의 크기 및 위치는 적절한가?					
실습영상이 진단에 유용하게 사용될 수 있겠는가?					
총 점					

6. 시나리오 영상의 평가

7. 환자유형에 따른 방사선사의 대응 (교수가 상황별 주제를 제시)

8. 결론(conclusion)

87. 복부 전후(후전)방향 촬영 (abdomen AP(PA) projection) erect 자세

실 습 일	점 수
년 월 일	A B C

1. 촬영목적(purpose)

종양, 염증 및 외상에 의한 배안 유리가스(free air), 장관내의 잔류가스 등 병변의 유무를 관찰한다.

- anatomical shown :

- lesion(diagnosis) :

2. 영상해부도(anatomical structure)

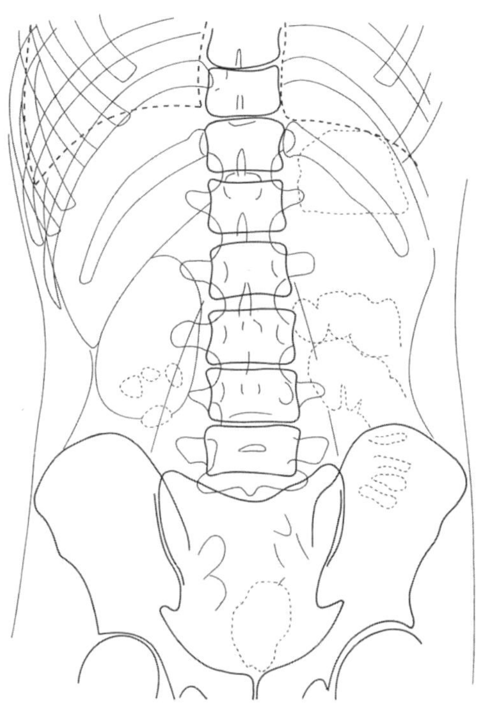

복부 선 자세 전후방향 엑스선영상 해부도

3. 촬영방법(method)

1) 영상크기 : 가로막을 포함하여 배 전체가 묘사되고 옆구리선(측복선), 장관내 가스 등이 명확하게 나타낼 수 있는 사이즈

2) 환자 촬영 방법

① SID는 100 cm, OID는 최소화해야 한다.

② 환자는 선자세로 수직격자장치 앞에 전후(후전)방향으로 하고 체중을 양발에 균등하게 나누어 놓는다.

③ 정중시상면이 IR면의 중심선과 일치되게 한 다음 엉덩뼈능선(장공능) 높이에서 위로 5~7.5 cm 지점을 IR면의 중앙이 되게한다.

④ 등(배)쪽을 밀착시켜 어깨가 같은 수평면에 놓이도록 하며, 양팔은 몸통 옆에 놓는다.

⑤ 호흡은 호기의 마지막에 숨을 멈추게 한다.

⑥ side mark를 놓는다.

⑦ 환자의 피폭을 최소화하기 위해 조사면을 영상크기에 알맞게 조절한다.

⑧ 엑스선 튜브의 중앙, 피사체의 중앙 그리고 IR의 중앙을 수직선상에서 일치시킨다.

⑨ 촬영조건을 설정하고 환자의 움직임을 멈추게 하고 환자를 응시하면서 엑스선을 조사한다.

3) 중심선

- 엉덩뼈능선(장골능) 높이에서 위로 5~7.5cm 지점을 향해 IR면에 대해 수평으로 입사한다.
- Direct the central ray perpendicularly to the mid point of the image receptor.

4) 촬영 point

① 급성 배질환에 필요 불가결한 촬영법이며 장관내의 잔류가스의 위치 및 형태 등에 따라 질환과 부위의 추측이 가능하다.

② 가로막 아래의 배안 유리가스가 의심되는 경우에는 가스상을 관찰할 수 있도록 고농도의 촬영조건이 되지 않도록 주의한다.

③ 일반적으로 선자세, 누운자세로 2회 촬영하는 경우가 많으며 배 앞면은 자연스런 상태를 유지하기 위해 극도의 밀착은 피하고 조사면은 될 수 있는 한 옆구리선까지 좁히고 호기상에서 촬영한다.

5) 조별 시나리오 작성

피사체, 장비, 기구, 촬영조건, 촬영자의 실수 등을 예견하여 교과서와 다른 촬영시나리오를 작성 하여 촬영하여서 시나리오 이미지와 정상이미지를 비교하여 결론을 도출시킨다.

4. Phantom을 이용한 촬영실습

1) 영상크기 :

2) 촬영 방법

①

②

③

④

⑤

3) 중심선

-

4) 촬영 point

5) 촬영조건

구분	장치명	피사체 두께	kVp	mA	Sec	SID	검출기 종류	기타
1차								
2차								
3차								

5. 항목별 영상 평가(image check of evaluation items)

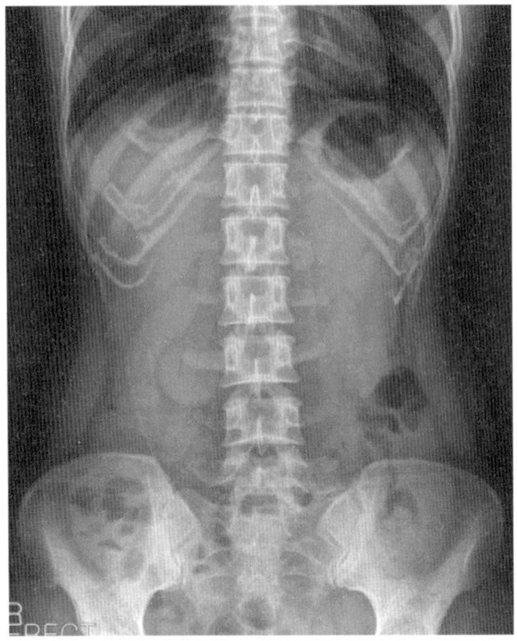

복부 선자세 후전방향 엑스선영상

평 가 항 목	5	4	3	2	1
목적하는 해부학 구조가 잘 나타났는가?					
환자(phantom)의 위치는 정확한가?					
촬영의 기하학적 조건(SID, OID, angle, etc.)을 충족하였는가?					
촬영조건(kVp, mA, sec)의 설정은 적절한가?					
영상의 농도는 적절한가?					
영상의 대조도(연부조직과 뼈의 관찰 정도)는 적절한가?					
영상의 선예도(피사체의 경계면 표현 정도)는 적절한가?					
IR면과 피사체의 방향이 균형 있게 촬영이 잘되어있는가?					
side mark의 크기 및 위치는 적절한가?					
실습영상이 진단에 유용하게 사용될 수 있겠는가?					
총 점					

6. 시나리오 영상의 평가

7. 환자유형에 따른 방사선사의 대응 (교수가 상황별 주제를 제시)

8. 결론(conclusion)

종합문제
[Pelvis, Chest, Abdomen]

【문제 1】 골반을 구성하고 있는 뼈를 쓰시오.

【문제 2】 골반전후방향촬영에서 중심점은?

【문제 3】 임신부의 골반계측과 태아의 머리를 측정하기 위한 방사선학적 검사를 지칭하는 촬영법의 명칭은?

【문제 4】 골반전후방향촬영에서 남자와 여자 중 누가 더 많은 생식선량을 피폭 받게 되는가?

【문제 5】 골반전후방향촬영에서 아래쪽 골반을 포함해 골절의 가능성을 보였다. 이 부위를 더 잘 볼 수 있게 하는 다른 촬영을 해야 하는데 환자는 외상을 입은 상태인데, 바로누운자세를 유지한다면 어떤 촬영법이 시행되어야 하는가?

【문제 6】 THR환자에 대해 설명하시오.

【문제 7】 골반촬영 시 생식샘의 피폭에 대한 피폭경감방안에 관하여 설명하시오.

【문제 8】 양쪽의 엉덩관절, 넙다리뼈머리, 넙다리뼈목, 큰돌기 등의 병변유무를 관찰하기 위한 촬영법으로 발바닥을 붙이고 무릎을 굽혀 힘을 주어 누르면서 촬영하는 촬영법은?

【문제 9】 넙다리관절을 위치를 결정하기 위해서 만질 수 있는 체표면의 해부학적 구조는 무엇인가?

【문제 10】 넙다리목(femoral neck) 두 곳을 설명하시오.

【문제 11】 hip bone의 3가지 명칭을 쓰시오.

【문제 12】 고관절축측방향 촬영(Danelius-miller변법)에서 환자는 바로누운자세에서 검사쪽 다리를 펴고 발을 안쪽으로 몇 도정도 돌리는가?

【문제 13】 흉부(chest)촬영 시 대부분 후전방향 촬영을 하는 이유는?

【문제 14】 흉부 후전방향촬영 시 심장의 움직임에 대처할 수 있는 방법은?

【문제 15】 흉부 후전방향촬영에서 중심선의 입사점 두 곳에 대하여 설명하시오.

【문제 16】 흉부 후전방향촬영에서 손목을 옆구리에 위치시켜 촬영하는 이유는?

【문제 17】 흉부 후전방향촬영에서 고관전압촬영을 이용할 때 장점은 무엇인가?

【문제 18】 흉부측방향 촬영에서 머리위로 두 팔을 올리는 이유는 무엇인가?

【문제 19】 흉부측방향 촬영상에서 관찰할 수 있는 해부학적 명칭을 쓰시오.

【문제 20】 결핵, 늑막염 등의 원인으로 흉수가 있는 환자를 촬영하는 방법은?

【문제 21】 흉부촬영에서 산란선을 제거하는 방법에 대해서 쓰시오.

【문제 22】 흉부촬영에서 기본촬영법과 추가촬영법에 대해 쓰시오.

【문제 23】 흉부촬영에서 숨을 깊이 들여 마시고 촬영하는 이유를 설명하시오.

【문제 24】 폐첨촬영의 환자자세는?

【문제 25】 폐첨촬영상에서 허파꼭대기(폐첨)와 빗장뼈(쇄골)의 위치관계를 쓰시오.

【문제 26】 복통을 호소하는 환자의 복부촬영에서 선자세와 누운자세 중 어느 것을 먼저 시행하는가?

【문제 27】 복부 단순촬영의 촬영목적을 쓰시오.

【문제 28】 복부 단순촬영에서 가스나 뱃물을 관찰하기 위한 환자자세를 쓰시오.

【문제 29】 복부 단순촬영에서 비뇨기과적 검사를 위한 촬영법은?

【문제 30】 복부 단순촬영에서 가장 관찰하기 힘든 단일 장기는 무엇인가?

【문제 31】 좌측 엉덩엉치관절(천장관절)을 보기위한 A-P oblique 촬영에 관한 설명 중 옳은 것은?

① IR면 중심을 향해 머리 쪽으로 5° 준다.
② IR면 중심에 겨드랑중앙선을 둔다.
③ 두덩결합 위로 5cm에 중심을 둔다.
④ 바로누운자세에서 좌측 엉덩이를 25° 들어준다.
⑤ 앞위엉덩뼈가시(ASIS)와 두덩결합의 중앙점에 중심을 둔다.

【문제 32】 엉덩관절(고관절)을 관찰하기 위한 엑스선 촬영법으로 옳은 것은?

① Schuller법 ② Frog-leg position ③ Grashey법
④ Lindblom법 ⑤ Kite법

【문제 33】 체표면에서 엉덩관절의 위치를 결정하기 위해서 만질 수 있는 해부학적 구조는 무엇인가?

① 큰돌기(대전자)와 두덩결합(치골결합)
② 엉덩뼈능선(장골능)과 두덩결합(치골결합)
③ 앞위엉덩뼈가시(전상장골극)와 큰돌기(대전자)
④ 앞위엉덩가시(전상장골극)와 엉덩뼈능선(장골능)
⑤ 앞위엉덩뼈가시(전상장골극)와 두덩결합(치골결합)

【문제 34】 RAO, LAO자세의 엉치엉덩관절 엑스선 촬영에서 환자의 회전상태로서 옳은 것은?

① 반대쪽을 15° 들어준다. ② 반대쪽을 25° ~ 30° 들어준다.
③ 반대쪽을 45° 들어준다. ④ 촬영쪽을 15° 들어준다.
⑤ 촬영쪽을 25° ~ 30° 들어준다.

【문제 35】 다음 중 엉덩관절촬영법은?

① Grashey법 ② Chassard-Lapine법 ③ Guthmann법
④ Rippstein ⑤ Camp-conventry법

【문제 36】 엉덩관절촬영에 관한 설명 중 Lauenstein법으로 옳은 것은?

① 바로누운자세로 검사반대쪽을 들어 기울인다.
② 앉은자세를 취하고 상체를 구부려서 양손으로 양 발목을 잡는다.
③ 양무릎의 후면이 촬영대 가장자리에 접할 수 있도록 촬영대의 끝이나 옆에 앉힌다.
④ 바로누운자세를 취하며 엉덩관절 또는 무릎관절을 90° 로 구부려 양 다리를 15 ~ 20° 외전시킨다.
⑤ 바로누운자세를 취하며 엉덩관절 또는 무릎관절을 90° 로 구부려 양 다리를 90° 외전시킨다.

【문제 37】 골반 축위 촬영법에서 중심 엑스선의 입사점에 대하여 올바른 것은?

① 엉덩뼈능선(장골능)을 향하여 수직으로 입사한다.
② 양 큰돌기를 연결하는 선의 중앙을 향하여 수직으로 입사한다.
③ 두덩뼈 상연을 향하여 머리 쪽으로 20° 되게 입사한다.
④ 배꼽과 두덩결합을 연결하는 선의 중앙을 향하여 수직으로 입사한다.
⑤ 배꼽과 두덩결합을 연결하는 선의 중앙을 향하여 다리 쪽으로 10° 되게 입사한다.

【문제 38】 엉덩관절 정면상에서 중심선 선정 방법은?

① 한쪽 엉덩관절 촬영일 때 - 넓다리뼈 중앙을 향하여 IR면에 수직으로 입사한다.
② 양쪽 엉덩관절 촬영일 때 - 양쪽 엉덩이뼈능선을 잇는 선과 정중시상면의 교차점에 수직으로 입사한다.
③ 양쪽 엉덩관절 촬영일 때 - 두덩결합 상연에서 위로 7-10cm에 입사한다.
④ 한쪽 엉덩관절 촬영일때 - 양측 넙다리뼈목의 장축을 잇는 교차점에 수직입사한다.
⑤ 양쪽 엉덩관절 촬영일 때 - 골반 중앙을 향해 수직입사한다.

【문제 39】 Chassard Lapine법과 관계 있는 것은?

① 골반강 촬영　② 구불잘록창자 및 곧창자 촬영　③ 골반촬영
④ 골반 입구부 촬영　⑤ 허파꼭지 촬영

【문제 40】 골반계측을 위한 촬영법으로 올바른 것은?

① Guthmann법　② Hsieh법　③ Ball법
④ Kite법　⑤ Lauenstein법

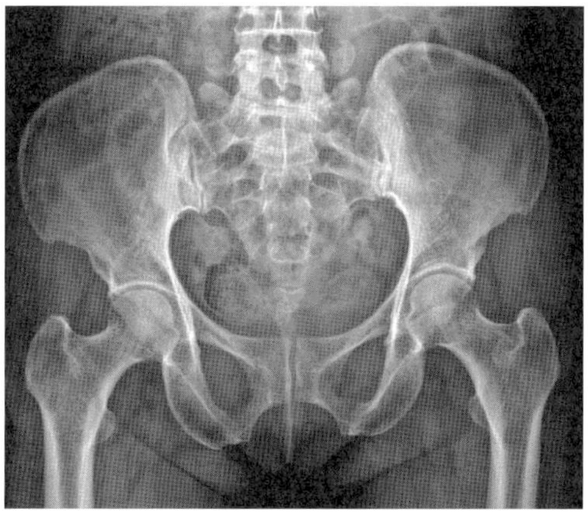

[사진 1]

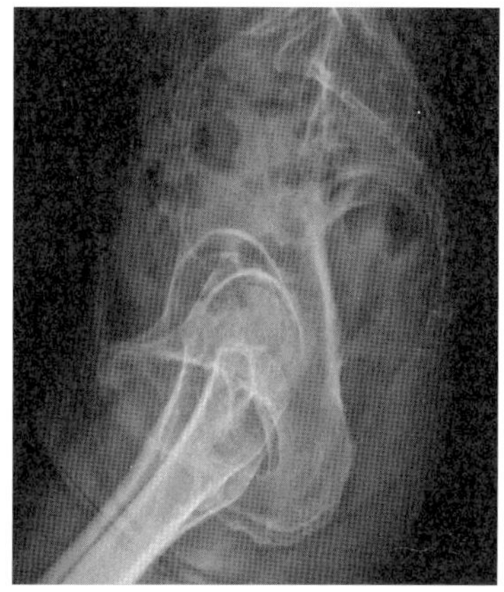

[사진 2]

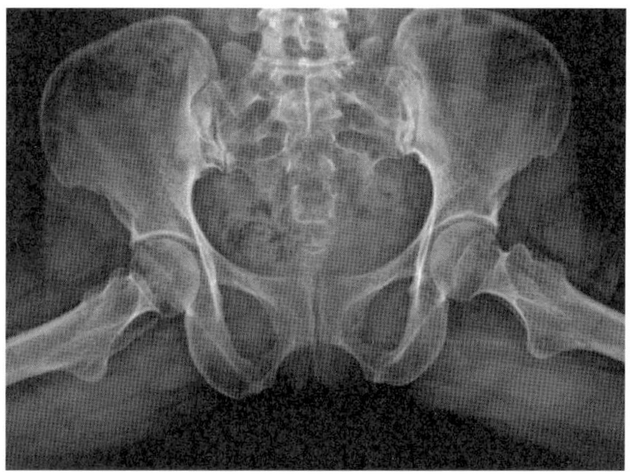

[사진 3]

【문제 1】 [사진 1]의 촬영법은?

【문제 2】 [사진 1]의 촬영 시 발은 어떻게 해야 하는가?

【문제 3】 [사진 2]의 촬영법은?

【문제 4】 [사진 3]의 촬영법은?

【문제 5】 [사진 3]의 중심선은?

【문제 6】 [사진 3]의 촬영자세는?

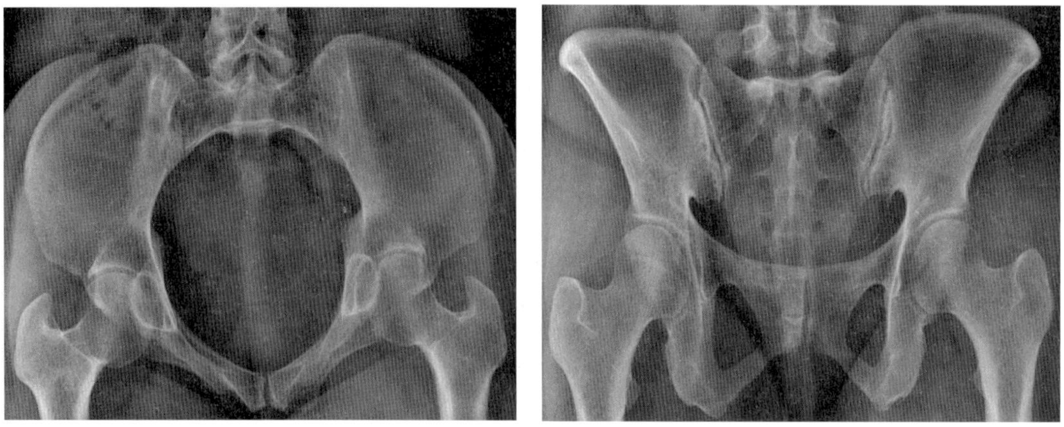

[사진 4]

【문제 7】 [사진 4]의 촬영법은?

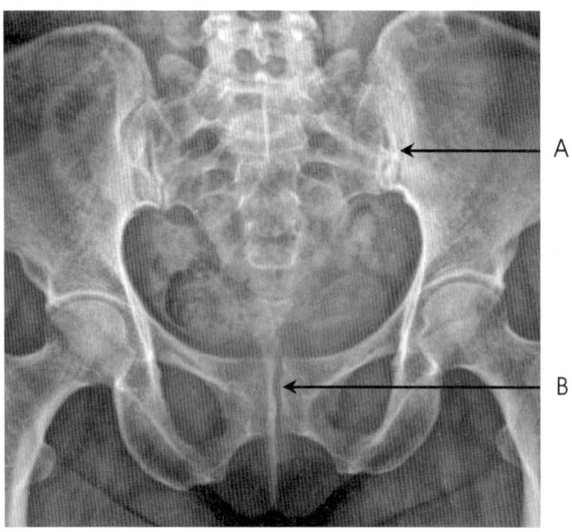

[사진 5]

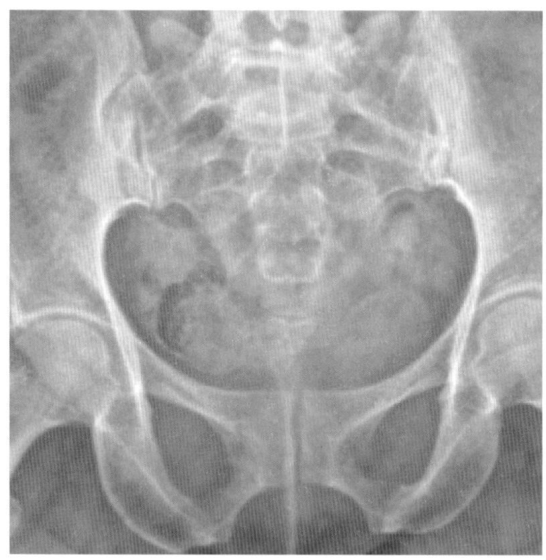

[사진 6]

【문제 8】 [사진 5]에 관한 설명으로 옳지 않은 것은?

① A - 엉치관절

② B - 두덩결합

③ 중심선 - 다리쪽으로 15°

④ 촬영명은 엉치뼈 전후촬영(sacrum AP view)이다.

⑤ 차폐를 위하여 조사야 조절을 철저히 한다.

【문제 9】 [사진 6]영상에 관한 설명으로 옳지 않은 것은?

① 촬영거리는 36 인치로 한다.
② 검사전 전처치로 배변 및 배뇨가 필요하다.
③ 엉치뼈 전후방향 촬영(sacrum AP view)이다.
④ 바로누운자세에서 중심선은 머리 쪽으로 15° 되게 입사한다.
⑤ 두덩결합의 아래로 3 cm 점을 향해 입사한다.

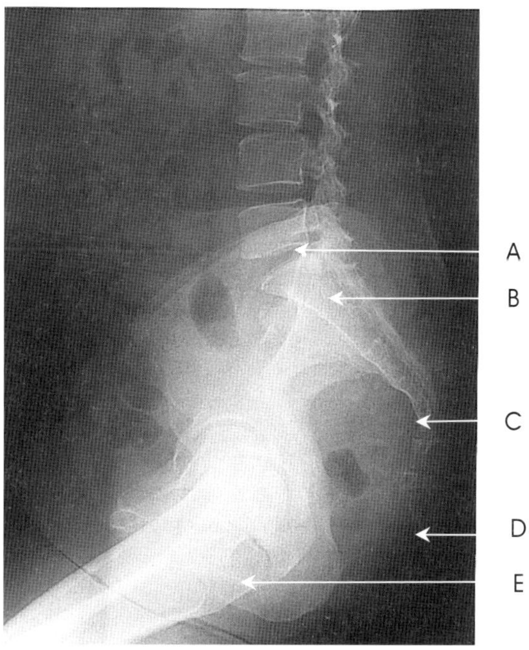

[사진 7]

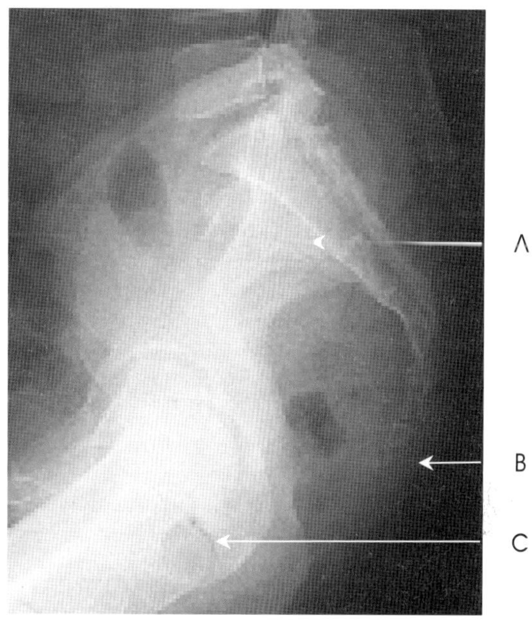

[사진 8]

【문제 10】 [사진 7]에 관한 설명으로 옳지 않은 것은?

① A는 엉치뼈이다.
② B는 허리엉치관절이다.
③ C는 엉치뼈각이다.
④ D는 꼬리뼈이다.
⑤ E는 넙다리뼈머리이다.

【문제 11】 [사진 8]에 관한 설명으로 올바르지 않은 것은?

① 화살표 A는 엉치뼈이다.

② 화살표 B는 꼬리뼈이다.

③ 화살표 C는 허리엉치관절이다.

④ 엉치뼈와 꼬리뼈의 옆면을 관찰할 수 있다.

⑤ 조사야를 제한하여 선예도를 향상시켜야 한다.

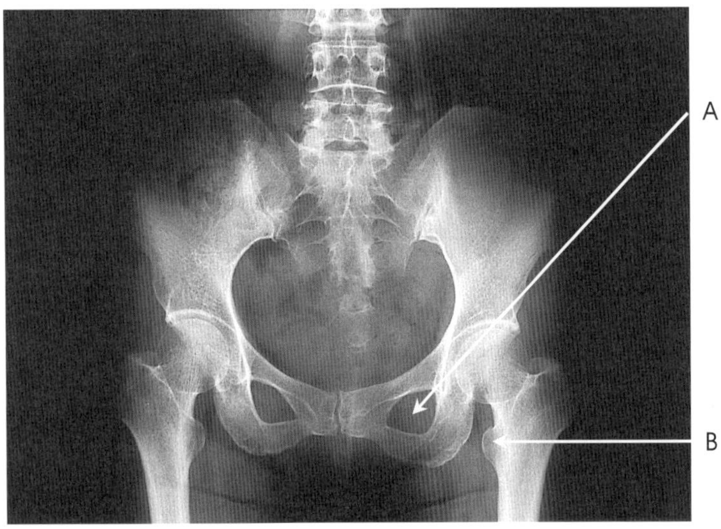

[사진 9]

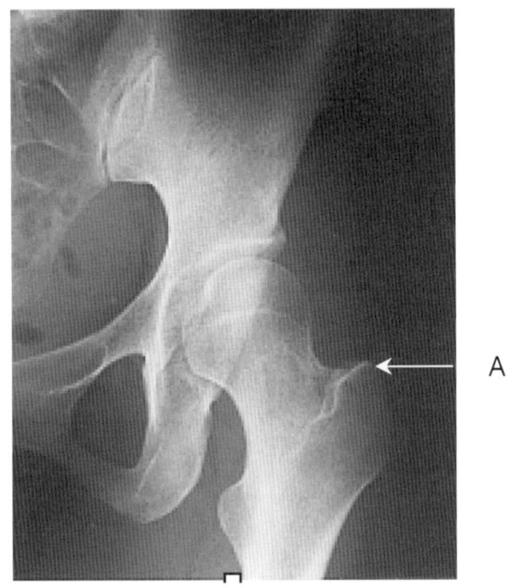

[사진 10]

【문제 12】 [사진 9]에 대한 설명으로 옳지 않은 것은?

① A - 폐쇄구멍

② B - 작은돌기

③ 중심선속을 수직으로 입사시킨다.

④ 발을 15° 외선(eversion)시킨다.

⑤ 넙다리목의 외반(anteversion)을 감소시켜야 한다.

【문제 13】 [사진 10]에서 A와 같은 수평면에 위치하는 해부학적 부위는?

① 엉치뼈

② 꼬리뼈

③ 엉치엉덩관절

④ 큰궁둥패임

⑤ 위앞엉덩뼈가시

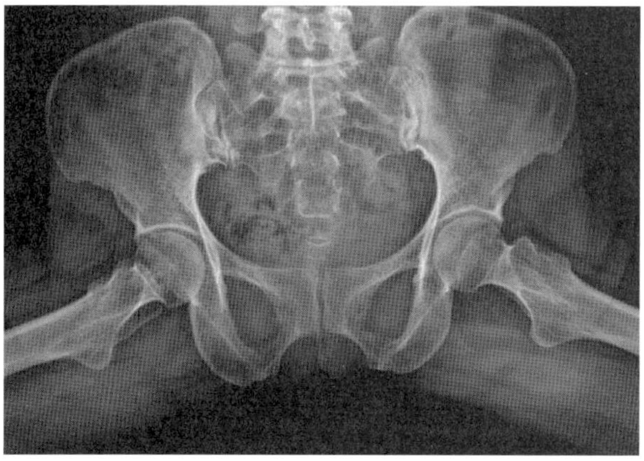

[사진 11]

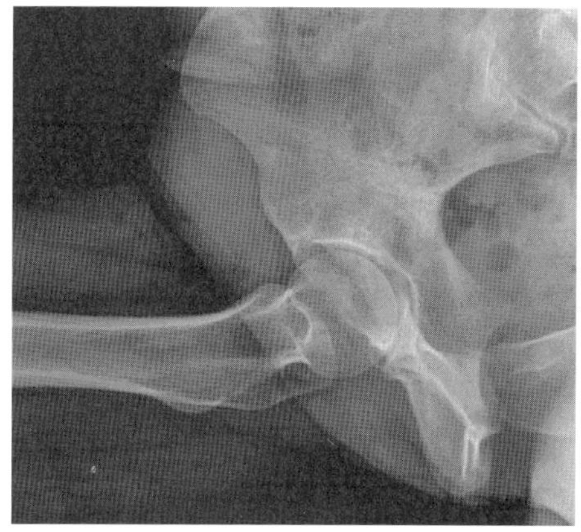

[사진 12]

【문제 14】 [사진 11]에 대한 설명으로 옳지 않은 것은?

① Frog-leg자세이다.
② 중심선속을 수직으로 입사시킨다.
③ 엉덩관절의 골절이 없는 경우 시행한다.
④ 양쪽 폐쇄구멍이 대칭으로 나타나야 한다.
⑤ 두덩결합이 가려지므로 생식샘 차폐를 할 수 없다.

【문제 15】 [사진 12]에 대한 설명으로 옳은 것은?

① 양쪽 엉덩관절을 보기 위한 측방향 촬영이다.
② 중심선속을 수직으로 입사시킨다.
③ 엉덩관절의 translateral 촬영법이다.
④ 엉덩관절에 골절이 있는 환자에게 시행한다.
⑤ 작은돌기에 의해서 엉덩뼈목이 겹쳐보인다.

【문제 16】 [사진 12]의 엉치엉덩관절의 전후 사방향(A-P obilique projection) 촬영 시 환자의 촬영 자세에 대한 설명으로 옳은 것은?

① 바로누운자세
② 촬영쪽 25° 거상
③ 촬영쪽 35° 거상
④ 촬영 반대쪽 25° 거상
⑤ 촬영 반대족 35° 거상

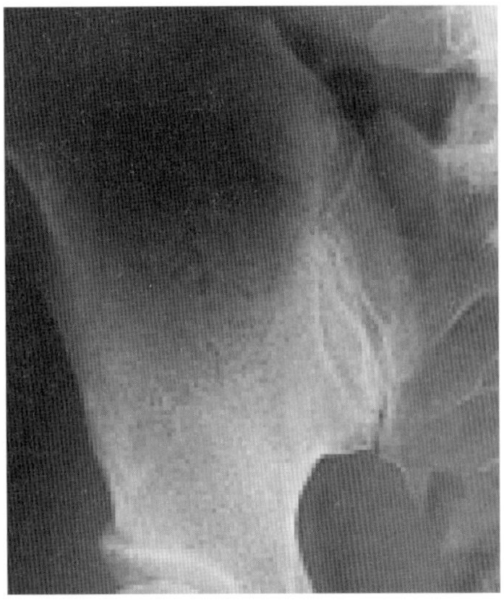

[사진 13]

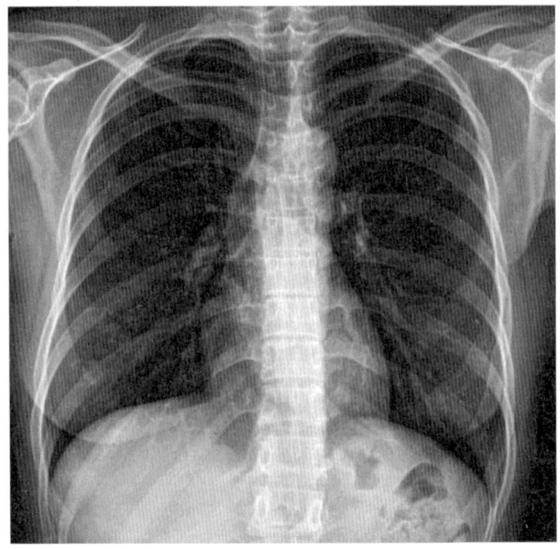

[사진 14]

【문제 17】 [사진 13]의 각각 중심선은?

【문제 18】 [사진 14]의 촬영법은?

【문제 19】 [사진 14] 촬영의 IR면 중심은?

【문제 20】 [사진 14] 촬영 시 호흡은?

【문제 21】 [사진 14] 촬영 시 SID는?

【문제 22】 [사진 14] 촬영 시 심장음영과 허파구역음영의 농도차를 적게 하기 위해 어떤 방법이 필요한가?

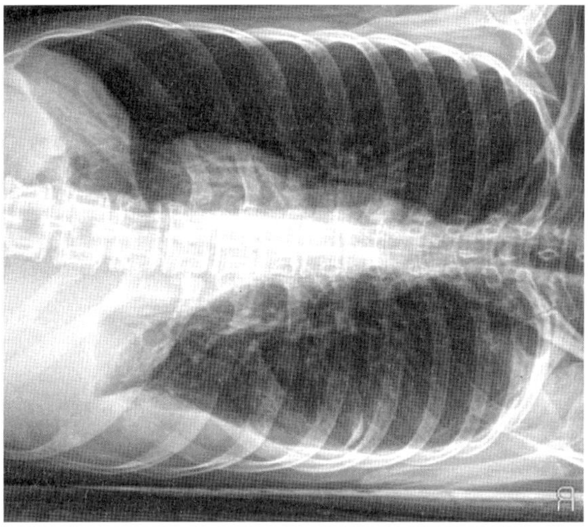

[사진 15]

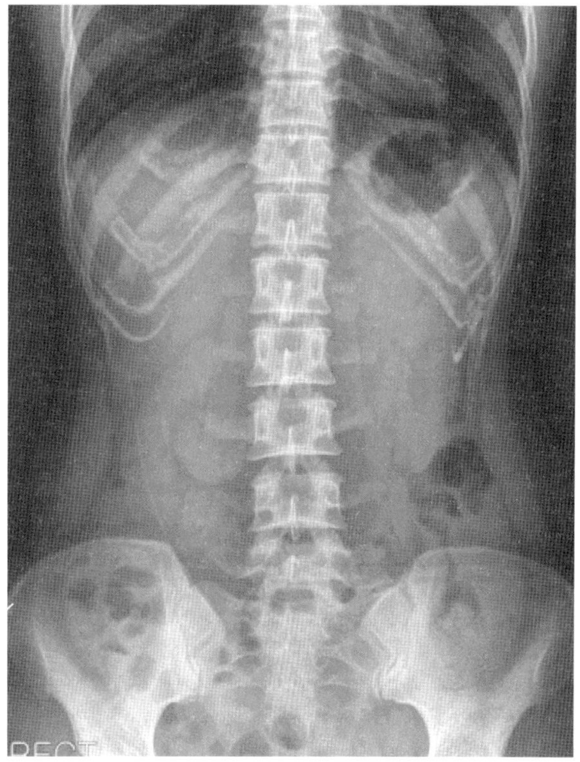

[사진 16]

【문제 23】 [사진 15]의 촬영법은?

【문제 24】 [사진 15] 촬영의 목적은?

【문제 25】 [사진 16]의 촬영 시 IR면 중심은?

【문제 26】 [사진 16]의 촬영 시 호흡법은?

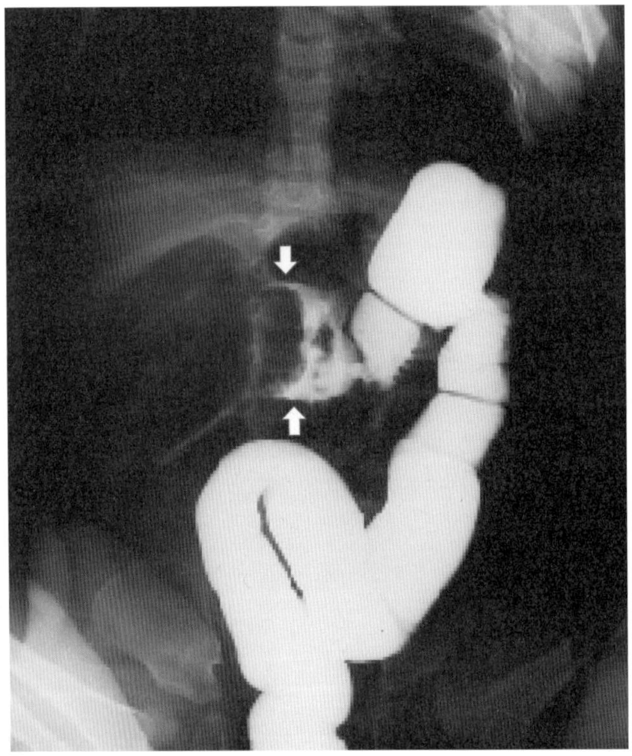

[사진 17]

【문제 27】 [사진 17]의 검사 및 시술에 대하여 쓰시오.

의료영상학실습 II

2014년 3월 10일 초판발행
2016년 3월 10일 초판2쇄발행
2018년 8월 30일 2판발행
2021년 3월 10일 2판2쇄발행
2024년 3월 10일 2판3쇄발행

지은이 / 대한의료영상기술연구회
펴낸이 / 이상태
펴낸곳 / 청구문화사
주　소 / (03706) 서울특별시 서대문구 성산로11길 15
전　화 / 02) 332-0541(代)　　**전　송** / 02) 337-9577
등　록 / 1990년 11월 2일 제9-247호

정가 25,000원

ISBN 978-89-5616-783-1 93510